DE

L'IDIOTIE

CHEZ LES ENFANTS.

Ouvrages de M. le docteur F. Voisin,

qui se trouvent chez le même Libraire.

DES CAUSES PHYSIQUES ET MORALES DES MALADIES MENTALES et de quelques autres affections nerveuses. Paris, 1826, in-8. 7 fr.

DE L'HOMME ANIMAL, Paris, 1839, in-8. fig. 7 fr. 50 c.

Sous presse :

DE L'HOMME CONSIDÉRÉ COMME ÊTRE MORAL, 1 vol. in-8.

INCESSAMMENT :

DE L'HOMME CONSIDÉRÉ COMME ÊTRE INTELLECTUEL, 1 vol. in-8.

L'auteur aura ainsi successivement analysé les trois éléments constitutifs de la tête humaine.

Paris. — Imprimerie de Bourgogne et Martinet, rue Jacob, 30.

DE

L'IDIOTIE

CHEZ LES ENFANTS,

ET DES AUTRES

PARTICULARITÉS D'INTELLIGENCE OU DE CARACTÈRE

QUI NÉCESSITENT POUR EUX UNE INSTRUCTION
ET UNE ÉDUCATION SPÉCIALES.

DE LEUR RESPONSABILITÉ MORALE.

PAR

FÉLIX VOISIN,

Médecin en chef de l'hospice des aliénés de Bicêtre (1re section),
membre de la Légion d'Honneur, etc.

S'il est possible de perfectionner l'espèce humaine, c'est dans la médecine qu'il faut en chercher les moyens.

DESCARTES.

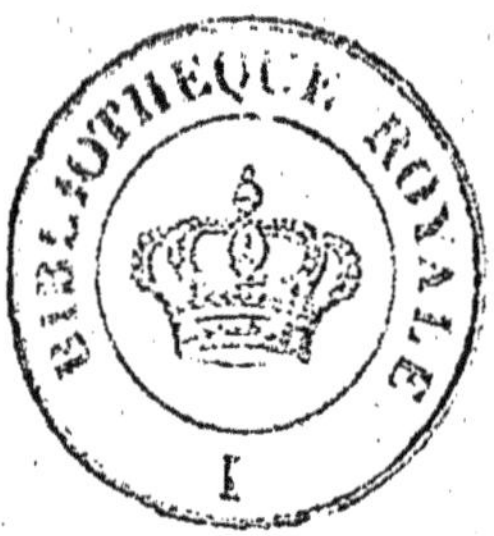

A PARIS,
CHEZ J.-B. BAILLIÈRE,
LIBRAIRE DE L'ACADÉMIE ROYALE DE MÉDECINE,
Rue de l'École-de-Médecine, 17;
A LONDRES, CHEZ H. BAILLIÈRE, 219, REGENT-STREET.
1843.

INTRODUCTION.

S'il est possible de perfectionner l'espèce humaine, c'est dans la médecine qu'il faut en chercher les moyens.

DESCARTES.

Le Conseil général des hospices, toujours préoccupé du soin d'améliorer le sort des aliénés, vient de prendre en considération particulière la seule et dernière classe de ces malheureux qui, jusqu'à présent, fût restée en quelque sorte dans l'oubli : je veux parler des enfants idiots. Cette administration supérieure, qui cherche et veut le bien en toute chose, a entendu la voix des hommes qui n'ont point complétement désespéré de ces infortunés;

elle a pensé avec eux qu'il y avait des distinctions à faire et à établir entre les individus compris sous cette fatale dénomination, et qu'il était possible d'en appeler quelques uns à une partie de l'existence intellectuelle et morale propre à l'humanité.

En conséquence de ces convictions, elle a voulu que les idiots qui peuvent présenter quelque prise à l'action des modificateurs externes, reçussent les bienfaits d'une instruction et d'une éducation spéciales, et elle a pour cet objet même nommé à Bicêtre un instituteur qui, sous la direction et la surveillance des médecins en chef de l'hospice, pût exclusivement se consacrer à ces fonctions honorables.

Depuis déjà treize années, ayant publié différents Mémoires sur les enfants idiots et sur ceux non moins intéressants qui offrent des particularités saillantes d'intelligence ou de caractère, n'ayant pas perdu un seul instant de vue tous ceux qui, soit en bien soit en mal, soit en génie soit en stupidité, se sont mis dès le bas âge en dehors de leur espèce, et ayant même en 1834 créé pour eux tous un établissement où je m'efforçais de faire face aux besoins de leur condition exceptionnelle, je crois qu'il est de mon devoir aujourd'hui de réunir tous les matériaux scientifiques que je possède sur la matière, et d'exposer le plan que j'ai suivi, et que je me propose de suivre encore dans l'intérêt de ces malheureux.

J'y joindrai une notice historique abrégée de ce qui a été fait en France en leur faveur depuis Itard, MM. Ferrus, Falret, Leuret, jusqu'à M. Seguin, que le Conseil général vient récemment de nommer à Bicêtre instituteur de nos enfants.

En mettant tous ces documents sous les yeux de nos lecteurs, j'espère pouvoir démontrer que les médecins de l'époque actuelle ne sont point restés sans action devant les enfants qui, d'une manière ou d'une autre, sortent de la ligne ordinaire, et qui par cela même, tant pour eux que pour la société, ont en général besoin, comme je l'ai dit dans un de mes Mémoires, en me servant des expressions de Montaigne, d'être ployés et appliqués au niveau de la générale et grande maîtresse, la nature universelle. Dans cette œuvre de science et de philanthrophie, les médecins ne se sont laissé devancer par personne; animés des plus généreuses intentions, initiés aux mystères de l'organisation, observateurs exacts de tous les phénomènes psychiques que le cerveau tient sous sa dépendance immédiate, *ils ont les premiers fait connaître ce que c'est que l'idiotie*, *et exposé les principes et indiqué les méthodes propres à modifier la constitution instinctive, intellectuelle, morale et perceptive des enfants qui ont le malheur d'en être atteints ;* les premiers, ils en ont plaidé la cause, et comme on va le voir, pour leur noble entreprise, il n'a pas dépendu d'eux de trouver plus promptement de l'écho dans l'intelligence et dans l'âme de leurs contemporains.

Paris, 20 février 1843.

DE L'IDIOTIE.

MÉMOIRE LU A L'ACADÉMIE ROYALE DE MÉDECINE,

Le 24 janvier 1843.

MESSIEURS,

Pénétré de reconnaissance pour la bienveillance avec laquelle vous avez déjà bien voulu dans différentes circonstances encourager mes travaux, je croirais ne pas m'acquitter de mes obligations envers vous, si je ne venais aujourd'hui vous parler d'un fait important qui se passe dans notre grand hospice de Bicêtre.

Le Conseil général des hôpitaux, sous les inspirations et d'après les rapports de l'honorable docteur Orfila, vient de fixer enfin une attention sérieuse sur les pauvres enfants affectés d'idiotie.

Un service tout particulier s'organise en ce moment en faveur de ces malheureux, et on a mis à leur disposition un local qui a l'avantage d'être un peu isolé des autres corps de bâtiments de l'hospice. C'est là que, par une instruction et une éducation spéciales, nous allons essayer sur une assez grande échelle de rapprocher le plus possible ces infortunés de la vie commune de leur espèce.

Jusqu'à présent, privés de tout appui dans le monde extérieur, ils ont eu complétement à subir les conséquences de leur organisation cérébrale, tronquée ou altérée, affaiblie, entravée dans ses fonctions par l'effet des maladies graves qui l'ont atteinte dans la première enfance. Espérons que l'exemple donné par la ville de Paris trouvera des imitateurs dans l'Europe, et que nous n'aurons bientôt plus nulle part à signaler l'abandon dans lequel on les a laissés si longtemps.

Les médecins, qui depuis longues années avaient tant appelé de leurs vœux une pareille institution, et qui dans ce but s'étaient efforcés de propager, presque sans espérance de les voir appliqués un jour, les principes les plus élevés de leur science, reçoivent dans cette circonstance la récompense de leurs généreux efforts. La direction supérieure de ces enfants leur est confiée, un instituteur a été accordé à leurs sollicitations. Cet instituteur a lui-même sous ses ordres un employé intelligent, secondé à son tour par un nombre assez considérable de subalternes pour faire face à tous les besoins du service.

Ainsi que vous en pouvez juger par ces détails, rien n'a donc été négligé de la part de l'administration supérieure pour assurer le succès de notre entreprise.

Déjà M. Ferrus, à qui nous devons les plus beaux travaux sur les maladies mentales, et en particulier sur celle qui fait ici l'objet de notre communication, est venu, comme inspecteur général de nos hospices d'aliénés, examiner ce nouvel état de choses, à la création duquel il est loin d'être resté étranger. Après nous avoir éclairés de ses conseils, il a eu l'obligeance de nous demander une notice historique succincte sur tout ce qui a pu être fait en France, comme ailleurs, en faveur des idiots; et en même temps il m'a engagé à lui faire connaître mes idées sur l'idiotie, et le plan que je me propose de faire suivre dans l'intérêt de ces pauvres enfants.

Surchargé comme je le suis d'occupations, j'avais demandé à M. Ferrus un peu de temps et de réflexion pour réunir mes matériaux et composer mon travail; mais voilà qu'au moment où je prenais mes dispositions pour cet objet, voilà que nous sommes de nouveau convoqués à Bicêtre pour recevoir au nom de l'Institut, section des sciences politiques et morales, une commission composée de deux hommes bien chers à la science et à l'humanité : je veux parler de MM. de Rémusat et Villermé.

A l'Institut, on a entendu parler de notre nouvelle organisation en faveur des idiots; et allant au-devant de l'honneur que nous allions incessamment solliciter, cette illustre société s'empresse de venir juger du fait en lui-même; elle prend des renseignements généraux, passe en quelque sorte en revue tous nos enfants, et a l'obligeance aussi de nous demander quelques détails qui puissent faire connaître l'état actuel de la science, et la direction que nous nous proposons de donner à chacun des enfants dont nous allons nous efforcer d'agrandir l'existence.

La première chose à faire, ai-je eu l'honneur de dire à ces messieurs, est de nous attacher à bien déterminer l'état actuel et particulier de chaque enfant, sous le rapport instinctif, intellectuel, moral et perceptif. Ce point de départ étant bien constaté, ont repris ces messieurs, nous aurons effectivement un terme fixe de comparaison; et en venant vous visiter de temps en temps, nous pourrons ainsi beaucoup mieux apprécier les résultats de votre méthode et de vos efforts. Croyez que nous suivrons vos expériences avec un bien vif intérêt.

A ce second appel, comme vous le pensez bien, messieurs, j'ai tout quitté pour me mettre en mesure de répondre, et pour représenter autant qu'il était en moi notre bonne corporation médicale, dans une œuvre qui est sienne, qui l'intéresse avant qui que ce soit, et pour laquelle elle a toujours eu un mandat en quelque sorte impératif à remplir; et en même temps que j'envoie aujourd'hui même mon travail à MM. de Rémusat et Villermé, je viens remplir mon devoir envers vous, vous en donner communication en réclamant votre indulgence, et vous prier de vouloir bien de votre côté nommer une commission qui nous encourage par sa présence, nous guide par ses lumières et nous appuie par son autorité.

Dans tous les temps, les idiots ont été plus malheureux que les aliénés. A Sparte, ils partageaient le sort des enfants d'une faible constitution, et on les jetait impitoyablement dans l'Eurotas; et lorsque, dans les temps modernes, on s'est occupé d'améliorer le sort des hommes qui avaient perdu la raison, on n'a rien fait pour ceux qui dès l'enfance ne présentaient qu'une intelligence obtuse, incomplète et limitée à certains nombres de phénomènes. Une fois atteint par cette terrible dénomination d'idiot, l'individu n'inspirait plus que le dégoût et l'horreur, et privé de toute assistance, séquestré de la société tout entière, il restait éternellement plongé dans les ténèbres de son infirmité.

Si vous lisiez ce que l'on a écrit sur l'idiotie, depuis l'antiquité jusqu'à l'époque actuelle, vous seriez étonnés, avec tant de faits sous les yeux, de l'étroitesse de vues de nos prédécesseurs sur cette espèce d'affection, M. Ferrus excepté. Ils n'ont véritablement envisagé qu'une des facettes du sujet, et n'ont fait que se répéter les uns les autres : vous allez en juger par la définition que nous en a laissée notre respectable maître Esquirol, à qui la science et le malheur sont redevables d'ailleurs de tant d'obligations. L'idiotie, dit-il, est cet état particulier dans lequel les facultés intellectuelles ne se sont jamais manifestées, ou dans lequel elles n'ont pu se développer que très imparfaitement.

Aujourd'hui, la science ne peut plus se contenter d'une pareille définition, et les considérations dans lesquelles je vais entrer un instant vont, je l'espère, vous rendre la chose aussi sensible qu'à moi-même, et vous disposer peut-être à accepter celle qu'une étude assez approfondie et assez neuve du sujet me porte à lui substituer aujourd'hui. J'espère être assez heureux pour démontrer qu'il y a bien d'autres idioties que celle dont les auteurs nous ont parlé, et où il n'est question que de l'oblitération plus ou moins complète des facultés intellectuelles.

Pour reconnaître toutes les espèces d'idioties, pour s'apercevoir de ce qui manque dans une tête quelconque de l'espèce humaine, il est essentiel avant tout de connaître la nature de l'homme, dans son développement intégral; il faut savoir quels sont les éléments instinctifs, intellectuels, moraux et perceptifs qui entrent dans la constitution de notre entendement, en d'autres termes, les éléments qui par leur ensemble et leur harmonie constituent l'homme comme animal, l'homme comme être moral, et l'homme comme être intellectuel et perceptif. L'idiotie ne respecte aucune faculté de quelque ordre qu'elle puisse être, et n'a point de siége déterminé. Elle peut frapper l'homme partiellement ou complétement, dans toutes les virtualités de son être. Tantôt elle le frappe dans ses instincts de conservation et de reproduction; tantôt elle le frappe dans ses sentiments moraux, tantôt dans ses puissances intellectuelles et tantôt dans ses facultés de perception, et elle peut le frapper dans l'un ou l'autre de ces pouvoirs fondamentaux, sans que les autres pouvoirs cessent pour cela de remplir ce que j'appellerais volontiers leurs fonctions individuelles.

Tantôt enfin, et c'est le dernier degré, elle frappe et détruit tout, et tout à la fois dans l'homme; elle détruit tout l'être intinctif, tout l'être moral, tout l'être intellectuel et tout l'être perceptif; l'ombre de l'animal et de l'homme alors n'est pas même aperçue.

Comme on le voit déjà, l'idiotie est bien loin de ne présenter que cet état particulier dans lequel les facultés intellectuelles ne se sont jamais manifestées, ou dans lequel elles n'ont pu se développer que très imparfaitement.

En effet, si nous consultons les faits, nous voyons qu'on peut avoir quelquefois plus ou moins d'intelligence, et ne pas posséder, ou ne posséder qu'à un très faible degré tel et tel penchant brut, telle et telle puissance de conservation ou de reproduction. Combien d'individus, par exemple, sont privés d'affection, sont privés de courage, sont privés d'ambition, sont privés d'égoïsme et sont morts aux amours, quoique aptes d'ailleurs à ordonner intellectuellement leurs rapports dans le monde!

Ne peut-on pas avoir plus ou moins d'intelligence, et cependant être atteint d'idiotie dans ses sentiments moraux? Les exemples ne manquent pas d'individus qui, par vice de nature, et quelquefois aussi par vice d'éducation, se montrent sans bonté, sans justice, sans noblesse, et sans vénération. Je le dis à regret, mais certains hommes, haut placés dans notre hiérarchie sociale, ne sont que des animaux intelligents. Je ne veux point maintenant, messieurs, soulever ici une question de phrénologie, et je commence par déclarer qu'il n'y a point, en général, de forme déterminée dans la configuration cérébrale pour l'idiotie morale comme pour l'idiotie intellectuelle. Mais permettez-moi de vous le dire, et soyez assez tolérants pour l'entendre, le moment n'est pas loin, si je ne me trompe, où l'on finira cependant par reconnaître que l'*évidement* de la tête dans sa partie supérieure, *évidement* assez rare, *évidement* exceptionnel dans la constitution de l'humanité, comporte la faiblesse innée des sentiments moraux, comme dans d'autres circonstances assez rares, également l'étroitesse, l'aplatissement et le peu de profondeur du front révèlent aujourd'hui à tous les yeux la faiblesse innée des facultés de l'intelligence. Et notez toujours bien, messieurs, qu'en exprimant ce simple fait, je ne dis pas que l'idiotie morale ne puisse exister avec une tête magnifique frappée de maladie dans sa première enfance, ou mal dirigée à cette même époque de la vie.

Continuons le relevé de nos observations particulières et générales, et reconnaissons aussi avec nos devanciers que l'idiotie peut spécialement atteindre les facultés intellectuelles, lorsque d'ailleurs les sentiments sont énergiques et les penchants prononcés.

Dans l'état actuel de la science, l'idiotie pourrait donc être définie, cet état particulier dans lequel les instincts de conservation et de reproduction, les sentiments moraux et les pouvoirs intellectuels et perceptifs ne se sont jamais manifestés, ou cet état particulier dans lequel ces différentes virtualités de notre être, ensemble ou séparément, ne se sont qu'imparfaitement développées.

En général, l'idiotie est bien rarement complète; cependant on en voit des exemples. Quelques individus ont été tellement disgraciés, que non seulement ils ne révèlent aucun caractère de l'humanité, mais qu'ils sont encore, sous le rapport de l'activité des penchants et de la perception des objets extérieurs, au-dessous de l'animalité même; il y a chez eux abrutissement complet; aucune force interne ne les sollicite à l'action, et aucune impression du dehors ne vient leur communiquer la vie.

Tout se réduit, chez les sujets de cette première

catégorie, à une existence végétative; la respiration et la digestion sont les deux seules fonctions apparentes. Dans la généralité des cas, les sens sont ouverts et bien conformés, mais ils ne trouvent point, si je puis dire ainsi, à qui transmettre les impressions du monde extérieur. L'impression s'arrête à l'organe, à l'instrument d'acoustique ou d'optique, et ne détermine aucun mouvement dans l'être. Rien ne paraît avoir de destination dans leur organisme; tout y est vague et confus, sans harmonie et sans but : l'œil ne se fixe point, l'oreille ne se dresse point, la main ne s'étend point; les besoins impérieux de la soif et de la faim se font vainement sentir, les aliments sont sous leurs yeux et à leur disposition, et ils ne savent pas les porter à leur bouche. Nulle attention, nulle perception; penchants, sentiments, affections, passions, intelligence, rien ne se manifeste; rien de ce qui peut donner une idée de l'animal ou de l'homme n'apparaît chez aucun d'eux.

Sans pouvoir aujourd'hui m'en rendre compte, je crois devoir signaler chez quelques uns de ces idiots un mouvement de tout leur corps d'avant en arrière ou de droite à gauche; les deux bras sont pendants, et la tête tourne parfois légèrement sur son axe; ils s'agitent souvent ainsi pendant des heures entières. Je n'ai vu cette espèce de balancement que chez les singes renfermés dans nos ménageries; je l'ai particulièrement remarqué chez les idiots par point d'arrêt dans le développement cérébral, chez presque tous ceux dont le cerveau est réduit aux plus petites dimensions.

Si auprès d'individus aussi horriblement mutilés par la nature, la médecine est réduite à déplorer son impuissance, il faut dire néanmoins que sur ces rudiments de l'espèce, que sur ces formes grossières de l'humanité la science peut faire des observations intéressantes. Qui sait si l'on ne finira par découvrir les lois suivant lesquelles se manifestent ces vices de conformation organique? Lorsque le cerveau ne présente point de configuration extraordinaire, comme cela a lieu assez fréquemment, et que nous constaterons seulement des altérations dans son tissu même ou dans ses membranes, qui sait si nous ne parviendrons pas aussi à connaître les causes qui ont enflammé cet organe, qui ont troublé le travail de sa nutrition, qui ont entravé son développement normal, et qui ont mis ainsi pour l'avenir de l'individu un obstacle invincible à la manifestation libre, facile, régulière et puissante de ses facultés instinctives morales, intellectuelles et perceptives? J'ai tout lieu de l'espérer, et au bénéfice de la population comme dans l'intérêt des sentiments les plus doux du cœur humain, les femmes pourront un jour recevoir de leurs médecins des instructions aussi salutaires pour elles-mêmes que pour le fruit qu'elles portent dans leur sein.

Nous mettrons sous vos yeux cinq ou six enfants qui dans notre service appartiennent à cette première catégorie.

Dans la seconde, je crois devoir placer les idiots moins maltraités par la nature, mais cependant singulièrement dangereux pour eux-mêmes comme pour la société; ce sont ceux dont les penchants inférieurs sont complétement et fortement développés, tandis que les facultés intellectuelles et les sentiments moraux sont à peine ébauchés dans leur constitution.

L'idiotie sur laquelle je désire m'arrêter avec une intention bien marquée, c'est l'idiotie qu'on observe le plus fréquemment dans nos hospices d'aliénés, et qui, si elle eût été mieux connue, eût offert le plus de ressources à la thérapeutique. Qui le croirait? quoique la plus générale de toutes les idioties, c'est elle qui a été le moins bien analysée, par suite de l'ignorance où on est resté si longtemps sur la nature de l'homme, sur les éléments constitutifs de l'entendement humain. Je veux parler de l'idiotie qui atteint partiellement l'ensemble de nos facultés. Je m'explique par la simple exposition, traduction et interprétation des faits que j'ai chaque jour sous les yeux. Ainsi l'idiot de cette espèce aura les penchants conservateurs de l'espèce humaine, mais il ne les aura pas tous; un, deux ou trois lui feront défaut. Il possédera également les sentiments moraux; mais l'un ou l'autre de ses attributs supérieurs manquera dans sa tête. Il se fera remarquer aussi par ses facultés intellectuelles et perceptives; mais le nombre n'en sera point complet, et on ne pourra non plus le placer sous ce dernier rapport au niveau d'une organisation commune. Son idiotie, regardée jusqu'à présent d'une manière si vague, si banale et si générale, se compose donc d'idioties partielles qui le frappent dans chaque ordre de ses facultés.

Ce sont particulièrement ces idiots qui, sous le rapport des facultés de tout ordre qui leur restent, peuvent aisément succomber aux excitations extérieures, et peuvent aisément aussi répondre à l'instruction et à l'éducation qu'on leur donne, toujours néanmoins dans la mesure de leur capacité naturelle : car l'éducation et l'instruction ne créent pas les facultés;

fortes ou faibles, il faut qu'elles existent, qu'elles soient, pour que les instituteurs puissent à force de patience et de soins en tirer le parti le plus avantageux à l'individu comme à l'ordre social.

Enfin, au-dessus de ces idiots s'en trouvent quelques autres qui se rapprochent davantage encore de l'homme ordinaire, quoique bien ostensiblement privés de quelques facultés supérieures (comparaison et causalité). Leurs sensations fugitives, leurs sentiments vagues, leurs penchants indéterminés, la marche irrégulière de leurs idées, la facilité avec laquelle ils s'excitent, leur parler en phrases hachées ou par substantifs ou par verbes, lorsqu'ils éprouvent de vives émotions, tout fait également sentir pour eux la nécessité d'une instruction et d'une éducation spéciales. Ils méritent d'autant plus de fixer l'attention conjointement avec ceux de la catégorie précédente, qu'il n'est pas très rare de voir quelques uns de ces malheureux traduits devant les cours royales pour des faits dont ils ne devraient pas rigoureusement et complétement encourir toute la responsabilité.

Ces sujets, que l'on désigne ordinairement dans le monde sous le nom d'imbéciles, doivent, autant que possible, être mis dans l'impossibilité de nuire ou de compromettre l'intérêt social; mais, quand ils ont failli, il ne faudrait point avec eux s'arrêter à la matérialité de l'acte, il ne faudrait pas les prendre pour ce qu'ils ne sont pas, il ne faudrait pas multiplier sans raison le nombre des scélérats. A cette occasion, je me permettrai de réclamer votre appui pour une demande que je désire déjà depuis longtemps adresser au ministre de la justice. Voici le fait : il y a des idiots dans nos bagnes et dans nos maisons centrales de détention. Je demande, non qu'ils soient rendus à leur famille, car ils n'y séjourneraient point sans danger pour eux comme pour l'ordre social; mais je demande qu'ils soient reconnus comme ayant agi sans discernement et sans liberté, et qu'on ait pour cela même pour eux de l'intérêt, de la pitié, de la justice et de la raison; je demande qu'on rende l'honneur à leurs pères, à leurs mères; je demande à aller les chercher, à les amener dans cette enceinte, et à les livrer à vos lumières et à vos sentiments généreux, à les arracher du poteau de l'infamie, et à les placer dans l'hospice dont j'ai le bonheur d'être médecin en chef : j'y prendrai soin de leur misère.

Heureux dans leur infortune ceux qui, semblables aux idiots dont parle Fodéré (1), n'ont que des facultés intellectuelles isolées, dont l'activité extraordinaire a pu s'exercer impunément pour eux comme pour la société! ils n'ont point eu à redouter, pour ce second ordre de *faits involontaires*, les fausses interprétations des hommes chargés de veiller à l'exécution des lois.

« On remarque, dit cet homme vénérable, que, par une singularité inexplicable, plusieurs de ces individus doués d'une si faible intelligence, naissent avec un talent particulier pour copier un dessin, pour trouver des rimes ou pour la musique.

» J'en ai connu qui ont appris d'eux-mêmes à toucher passablement de l'orgue et du clavecin, d'autres qui s'entendent, sans avoir eu des maîtres, à racommoder des horloges et à faire quelques pièces de mé-

(1) *Traité du goître et du crétinisme*, Paris, an VIII, page 133.

canique. Cela tient vraisemblablement, continue cet observateur, à l'organisation plus parfaite de l'organe sous la dépendance duquel se trouve tel et tel art, et non à l'entendement; car ces individus, non seulement ne savaient pas lire dans les livres qui traitent des principes de leur art, mais encore ils étaient déroutés lorsqu'on leur en parlait, et ne se perfectionnaient jamais. » Ils restaient, sous le point de vue de toutes leurs autres facultés, dans leur imperfection naturelle.

Si la société n'honore point ces malheureux pour les produits de leurs facultés industrielles et artistiques, en quelque sorte automatiques, si elle ne tient point compte de quelques uns de leurs bons sentiments, pourquoi n'a-t-elle pas une vue plus large, et ne prend-elle pas en considération tous les jeux bizarres de la nature? Pourquoi se montre-t-elle si sévère lorsque l'automatisme vient d'un ordre tout-à-fait différent de facultés? Puisque l'on est convaincu que leurs actes les plus intéressants et les meilleurs sont dénués de toute espèce de moralité, pourquoi alors, dans d'autres circonstances, ne va-t-on pas plus loin, n'envisage-t-on qu'un côté du sujet, et ne considère-t-on pas l'activité exclusive immodérée, *involontaire* de quelques uns de leurs penchants, comme un titre incontestable à la pitié des hommes?

Je me rappellerai toute ma vie avoir vu à Bicêtre, en 1828, lors du départ de la chaîne des forçats, un jeune homme de vingt-deux ans, atteint de l'idiotisme incomplet dont je parle, et qui avait été condamné pour viol. J'entrais dans la grande cour de la prison au moment où l'on faisait exécuter un mouvement général parmi ces malheureux pour en opérer le ferrement; habitué que je suis à saisir les caractères extérieurs de ces êtres infirmes et dégradés, du plus loin que j'aperçois ce jeune homme, à sa configuration cérébrale, à sa démarche, à ses poses mal assurées, à son sourire niais et stupide, à la manière dont ses camarades le plaçaient et le déplaçaient, à son indifférence, il me vient de suite en idée que j'ai un idiot sous les yeux. Je veux éclaircir mes doutes, je vais à lui, je l'examine, je l'interroge, je fais à ses compagnons d'infortune une foule de questions sur l'ordre et le genre de ses manifestations habituelles; ils me regardent tous avec étonnement, ils ne savent rien de tout ce qui se passe dans ma tête, des émotions que j'éprouve, des idées qui m'assiègent; et comme ils ne se doutent pas de l'importance que j'attache à ne pas avoir le moindre doute sur la situation mentale de ce jeune homme, ils ne peuvent concevoir comment un homme qui leur paraît avoir d'ailleurs quelque instruction peut rester si longtemps à constater une imbécillité si patente pour eux, et d'ailleurs, disaient-ils, si manifeste à tous les yeux. Je ne m'étais point trompé, j'étais en présence d'un pauvre enfant à qui la nature avait été bien loin d'accorder tous ses dons, et que l'on sacrifiait en pure perte aux intérêts sociaux. L'infortuné n'avait point, il est vrai, la conscience de son état; mais sa famille avait à subir les conséquences d'une condamnation infamante.

Ne voulant pas abuser de vos instants, ni entrer dans des détails scientifiques d'un ordre secondaire, je me suis arrêté à ces considérations sommaires, persuadé qu'elles suffiraient pour faire connaître où nous en sommes sur le sujet de l'idiotie dans mon service particulier de Bicêtre.

Maintenant, pour continuer à répondre aux demandes de M. Ferrus et de MM. de Rémusat et Villermé, je crois devoir vous présenter le cadre que j'ai tracé, et que je désire remplir pour chacun de mes pauvres enfants. Je crois qu'il embrasse tout l'être psychologique, tout l'être instinctif, moral, intellectuel et perceptif de chacun d'eux.

1° J'examinerai donc en premier lieu, sous le rapport des instincts de conservation et de reproduction, sous le rapport des penchants que nous partageons avec les espèces inférieures, ce que chaque enfant peut avoir reçu en moins ou en trop dans sa constitution.

2° De même, tant la nature est inégale dans ses répartitions, j'examinerai les sentiments moraux qui leur manquent, ou qui sont faibles, ou qui peuvent par exception être très prononcés, et entraver par cela même l'exercice des autres facultés.

3°. Je passerai ensuite à la vérification des facultés intellectuelles, dont ils pourront être complétement ou incomplétement privés.

4° Je terminerai par l'examen de leurs facultés de perception; je verrai jusqu'à quel point ils sont aptes à recevoir les impressions du monde extérieur, et à agir en conséquence de ces données positives. Ce sera l'occasion de constater l'intégrité des sens, et d'étudier le rapport dans lequel ils se trouvent avec les facultés de perception.

De cette manière, vous saurez dans quel état nous avons pris nos idiots; vous aurez un point de départ, un terme de comparaison, et vous pourrez apprécier avec plus d'exactitude et de vérité les résultats de nos efforts.

Quant à ce qu'on a pu faire en faveur des idiots, jusqu'à présent, en France, il faut reconnaître que c'est à Bicêtre même qu'on a commencé à s'occuper de ces malheureux. C'était en 1828 : M. Ferrus était alors médecin en chef de cet hospice. Quoique chargé du service médical de huit cents autres aliénés, il jeta les yeux sur cette division d'infortunés, et secondé par un employé plein d'intelligence, il organisa une école où chaque matin, et dans le courant de la journée, il faisait conduire les enfants et les adolescents qui paraissaient lui offrir quelque ressource dans l'esprit; il leur faisait contracter des habitudes d'ordre et de travail; leur faisait apprendre à lire, à écrire, à calculer, les livrait aux exercices de la gymnastique, les plaçait ainsi presque constamment sous les yeux de l'administration locale, les arrachait à l'oisiveté, les enlevait à la violence de leurs mauvais penchants, et fortifiait par tous les moyens possibles leur faible constitution.

En 1830, j'eus l'honneur moi-même de faire imprimer un travail sur ces pauvres sujets, et de réclamer pour eux les bienfaits d'une éducation spéciale (voyez mon second Mémoire, pag. 34 et suiv.).

En 1831, M. Falret donna le premier, sous ce rapport, l'impulsion à la Salpêtrière. Je laisse ici parler M. Double, enlevé trop tôt à la science et à l'humanité. « Hâtons-nous de le dire, *ce sont les propres expressions de son rapport* (1), notre honorable et digne

(1) *Bulletin de l'Académie royale de médecine*, t. VI, p. 704.

collègue, M. Falret, avait depuis longtemps établi à la Salpêtrière une école élémentaire pour les femmes aliénées. Déjà en 1831 M. Falret réunissait en une école commune quatre-vingts idiotes, imbéciles ou aliénées chroniques, choisies sur une population d'environ quatre cents folles, et des succès chaque jour plus encourageants couronnaient sans cesse de pareils essais; un peu plus tard, le docteur Falret organisa pour les aliénées à l'état aigu une semblable école, composée de quatre-vingts élèves environ, prises parmi deux cents de ces aliénées. Dans l'un comme dans l'autre cas, ces généreuses tentatives ont bien réussi.»

Plus tard encore, on donna suite, dans les autres hospices d'aliénés de Paris, à ces idées belles et généreuses; en 1839, M. le docteur Leuret et moi, lorsque nous prîmes à la même époque le service de Bicêtre, nous organisâmes sur une assez grande échelle un système d'instruction et d'éducation appropriés à nos malheureux malades.

Je n'ai point, messieurs, à vous parler en particulier de M. Leuret; vous connaissez comme moi tout ce que ce savant a fait en faveur des aliénés. On doit se plaire à rendre tout à la fois justice à l'énergie de son caractère et à l'étendue de ses lumières; c'est un homme qui porte bien l'héritage de ses maîtres, et qui tient avec distinction sa place dans le monde médical.

Il ne m'appartient point de parler de mon associé et de mon ami M. Falret : mes paroles pourraient être soupçonnées de partialité; mais si dans son hospice de la Salpêtrière, au lieu de travailler en silence et de faire faire tout à ses frais, il fût sorti de ses habitudes de modestie et eût fait retentir les journaux de tous les faits qui s'accomplissaient dans sa division, on ne serait pas venu plus tard lui contester la priorité d'idées qui font autant d'honneur à son esprit qu'à son caractère. Les Nélaton, les Forget, les Maisonneuve, les Bernard, les Delpech, qui s'inscrivent aujourd'hui parmi les célébrités de la jeunesse médicale de Paris, sont là pour attester tout le bien que sous le rapport que nous envisageons en ce moment, M. Falret n'a cessé de faire, dès 1831, à nos malheureux aliénés.

Toujours simple narrateur des faits dont j'ai été l'acteur ou le témoin, je dois ajouter que j'organisai en 1833 le service des enfants idiots dans l'hospice de la rue de Sèvres, et qu'en 1834 je créai un établissement particulier en faveur de ces infortunés. Mais malgré les rapports favorables de M. Orfila au Conseil général des hospices, et de M. Marc, médecin du roi, au préfet de police de Paris, je ne fus point secondé dans mes efforts; je fus même attaqué devant l'Institut par M. Népomucène Lemercier et entièrement méconnu dans mes bonnes intentions. J'aurai bien grand plaisir à mettre tous ces documents scientifiques sous les yeux de la commission que j'ose attendre de la bienveillance de l'Académie.

Lorsque nous parlons des hommes qui se sont occupés des idiots, nous ne pouvons pas, messieurs, ne pas mentionner ici avec quelque distinction M. Séguin, que nous avons été assez heureux, M. Ferrus et moi, pour recommander à l'estime et à la bienveillance du Conseil général des hospices, et qui vient d'être nommé instituteur de nos enfants à Bicêtre. Doué d'un caractère énergique, plein de capacité, bon observateur, maître de son temps, il a tout ce qu'il faut pour travailler la matière et servir à la fois la science et l'humanité. Déjà, en 1838 et depuis, il a publié le résultat de ses efforts sur un certain nombre d'enfants qu'il a assez heureusement modifiés. Les études tout-à-fait spéciales qu'il n'avait pas pu faire jusqu'alors ne vont point tarder, je l'espère, à lui devenir familières; et je ne doute pas qu'il ne soit bientôt en état, par ses compositions psychologiques, de prendre un rang distingué parmi ses contemporains. Nous avons d'ailleurs l'intention de publier en commun tous les faits que nous recueillerons dans mon service particulier.

En thèse générale et en résumé, les enfants affectés d'idiotisme réclament indispensablement les secours de la médecine mentale et de la psychologie. La marche à suivre auprès d'eux doit être exempte de tout charlatanisme, et elle ne demande d'ailleurs que la plus grande simplicité dans ses moyens d'exécution.

Tout ce qui sert à l'éducation d'un homme vulgaire peut servir avec avantage à l'éducation d'un imbécile. *C'est toujours à l'homme que nous avons affaire :* seulement il ne faut point oublier que c'est à un homme incomplet qu'on s'adresse, et que ne pouvant, ni maintenant ni jamais, l'élever jusqu'à nous, c'est à nous de descendre des hauteurs de notre intelligence et de notre âme, et de nous mettre autant que possible en rapport avec la faiblesse de son esprit; le succès n'est qu'à ce prix.

On sait combien sous ces divers points de vue ont erré les idéologues du commencement de ce siècle.

Faisant abstraction de l'état plus ou moins défectueux du cerveau, croyant exclusivement, avec Locke et Condillac, que tout entre dans l'esprit par la porte des sens, ils ont voulu sur des idiots mêmes essayer leur doctrine; ils ont voulu animer ces statues vivantes, et n'ont point réussi. Imbu de ces idées, l'honorable docteur Itard a complétement échoué sur le prétendu sauvage de l'Aveyron, qui, comme on le sait aujourd'hui, n'était qu'un malheureux idiot. Itard ne s'était point suffisamment appliqué à rechercher ce que pouvait comporter avec des sens bien ouverts la nature instinctive, intellectuelle et morale de son pauvre sujet; il multipliait à dessein sur lui les excitations extérieures; mais malheureusement les impressions s'arrêtaient aux organes des sens, et ne lui donnaient pas la vie morale qu'il n'avait pas reçue.

Aujourd'hui la science est plus avancée; les forces primitives et fondamentales de l'économie sont mises en première ligne; on se garde bien de négliger les impressions sensoriales, mais on étudie et on tient compte surtout du degré de l'intelligence du sujet; on observe ses manifestations, on voit quels sont ses penchants, faibles ou dominants, on prend note de ses expressions sentimentales, on s'enquiert de ses facultés industrielles ou artistiques; on fait, si j'ose dire ainsi, le tour de sa constitution, on en signale les points attaquables, et on prend alors dans le monde extérieur des leviers qui soulèvent et remuent chez notre idiot quelque chose.

Si ces considérations vous paraissent dignes de quelque intérêt, messieurs, si j'ai pu m'élever un moment à la hauteur de vos vues et de vos intentions, je me mets entièrement à votre disposition.

Après la lecture de mon mémoire à l'Académie, quelques personnes qui m'ont appris à compter sur leur amitié, m'ont fait observer que j'aurais dû parler avec plus de réserve, devant ce corps savant, des services rendus aux aliénés par MM. Ferrus, Falret et Leuret. Relativement à ce dernier, un de mes confrères a même cru trouver une espèce de contradiction entre ces paroles et celles que précédemment j'ai fait entendre à Bicêtre, lorsque M. le préfet de la Seine vint par lui-même apprécier la valeur des rapports qu'on lui avait faits sur le service médical des aliénés de cet hospice.

Je dois répondre à ces observations.

Si j'ai fait l'éloge de M. Ferrus malgré les nombreux témoignages de bienveillance qu'il m'a donnés, c'est que lorsqu'il était médecin en chef à Bicêtre, il s'est fructueusement occupé des aliénés, et qu'il a fait créer pour eux l'établissement admirable de la ferme Sainte-Anne; c'est que le sort de ces pauvres malades, en France, est aujourd'hui tout entier dans ses mains, et qu'auprès de notre gouvernement il fait incessamment tout ce qu'il est possible de faire pour améliorer leur sort et *pour qu'on les traite en hommes;* c'est que j'ai cru que c'était justice à rendre, et que ma reconnaissance ne pouvait me dispenser de ce devoir envers lui.

Si j'ai fait l'éloge de M. Falret, quoiqu'il soit mon associé dans l'établissement de Vanvres, c'est que la communauté de nos intérêts n'a pas dû m'empêcher de dire ce que j'ai cru la vérité. *Mais prenez garde, vous vous ferez tort à tous les deux; on dira que c'est de la camaraderie, que vous le vantez pour un but industriel*, etc.; et ces choses-là, vous le savez, ne sont pas dans nos mœurs. Eh! mais vraiment aurai-je donc prouvé qu'elles aient été jamais dans les miennes! Et mes désintéressements dans toutes les circonstances de ma vie n'ont-ils donc pas été ni assez nombreux ni assez ridicules? Qui, moi, faire un métier de ma profession! Mais il est donc vrai qu'on ne respecte plus rien dans ce monde, et que l'on y veut à plaisir tout confondre dans son esprit? La question n'est pas là. M. Falret a-t-il chaleureusement servi la cause des aliénés? Oui. A-t-il travaillé pour eux pendant vingt-cinq ans? Oui. Eh bien, à qui cela peut-il faire de la peine? Qui donc maintenant pourra-t-on louer impunément dans notre société? Je dis le fait de M. Falret, parce que je dois le dire : rien de plus simple, rien de plus vrai, rien de plus juste; je dirai mieux, rien de plus digne pour moi que de le dire à tout le monde.

Si j'ai fait l'éloge de M. Leuret à Paris, après l'avoir franchement critiqué à Bicêtre sur certains faits particuliers qu'on avait généralisés, et dont je n'avais pas voulu pour mon compte accepter la responsabilité, c'est que le docteur Leuret doit être traité comme tout autre homme dans la science, qu'il ne doit pas s'attendre à ce que l'on trouve constamment bien tout ce qui peut lui venir en idée de faire ou d'entreprendre, mais qu'il doit cependant, aussi toujours, comme un autre homme, compter dans l'occasion sur la justice et l'impartialité de ses confrères.

Mon opinion sur lui ne prouve donc ni contre mon caractère ni contre mon jugement; elle prouve que j'ai du courage et de la loyauté dans l'âme, et que je sais envisager un homme sous les faces diverses qu'il peut présenter. Par quel motif abject, lorsque je signale ouvertement ce que je crois mal ou dangereux chez un homme, irais-je taire et cacher les qualités qui le relèvent à mes yeux? S'il ne faut point placer M. Leuret trop haut, je voudrais bien aussi qu'on ne le plaçât pas trop bas. Défions-nous de nos haines, défions-nous de nos affections, l'intelligence voit mal au travers d'elles. Incontestablement M. Leuret est un homme de mérite.

Mais, entends-je crier de tous les côtés, il s'agite, il se tourmente, il remue tout à l'entour de lui. Tant mieux, c'est pour quelque chose, c'est pour lui, c'est pour l'éclat de sa carrière, et s'il le peut, c'est pour la science et l'humanité; tant mieux!... Imitez son active ambition, tâchez de faire ce qu'il veut faire et ce qu'il n'a point encore fait. Découvrez une idée nouvelle, grande, heureuse et féconde; enrichissez-en le monde intellectuel. Joignez à cette supériorité de vues, de la bonté et du respect pour les malades pauvres et sans défense qui vous sont si noblement confiés par le Conseil général des hospices; oh! alors, vous serez tout à la fois un homme de bien et un homme de génie, et vous n'aurez plus rien à envier à aucun de vos rivaux.

ANALYSE PSYCHOLOGIQUE

DE L'ENTENDEMENT HUMAIN CHEZ LES IDIOTS.

EXAMEN DE LEUR ÉTAT INSTINCTIF, MORAL, INTELLECTUEL ET PERCEPTIF.

Nom et âge du sujet.	
Son tempérament, ses habitudes extérieures.	
Appréciation des fonctions de la vie organique.	

FACULTÉS DE CONSERVATION ET DE REPRODUCTION.

Penchants.

Besoin instinctif d'alimentation.	L'enfant a-t-il un appétit vorace, mange-t-il comme tout le monde ou dévore-t-il ses aliments comme un animal, mange-t-il ses ongles, du bois, de la terre, des ordures, etc., etc.?
Érotisme.	L'enfant présente-t-il des dispositions à l'érotisme? Les manifestations que l'on observe tiennent-elles à des habitudes vicieuses qu'il aurait contractées dès l'enfance?
Attachement, amitié.	L'enfant a-t-il un caractère affectueux? A-t-il au contraire des tendances à vivre solitaire?
Puissance de réaction, courage.	Quelles sont les dispositions de l'enfant à cet égard? Est-il querelleur, hargneux, difficile à vivre? Est-il au contraire pacifique, timide ou peureux?

Instinct à détruire.	L'enfant est-il violent, a-t-il des dispositions à casser, briser, déchirer, brûler les objets? Se montre t-il cruel dans ses jeux avec ses camarades? Le voit-on tourmenter les animaux? Se montre-t-il sous des dehors tout-à-fait différents?
Instinct de ruse.	L'enfant est-il hypocrite, menteur? A-t-il de l'argutie? Cherche-t-il le subterfuge? Est il au contraire trop simple, trop candide et trop franc?
Désir d'avoir, convoitise, égoïsme.	L'enfant a-t-il des dispositions au vol, et même à s'emparer aveuglément de tout ce qui peut lui tomber sous la main, fait-il des collections? Ou bien ne se montre-t-il que trop désintéressé en toutes choses?
Dextérité manuelle, habileté manuelle, disposition à construire, à tailler, à modeler les objets.	L'enfant a-t-il des dispositions pour les arts mécaniques? Est-il habile, adroit et prompt dans ses évolutions? Ou n'est-on pas à chaque instant témoin de sa maladresse?

Sentiments moraux

Estime de soi, orgueil.	L'enfant a-t-il bonne opinion de lui-même, a-t-il l'amour de la domination, le désir de la puissance, se fait-il remarquer par de la présomption, de l'insolence et du mépris? (Il n'est pas besoin de dire qu'il faut ici comme ailleurs savoir s'il ne présente pas le contre pied de ces dispositions.)
Vanité, désir de plaire.	L'enfant aime-t-il les flatteries et les compliments? Recherche-t-il la parure et à se faire remarquer même par de mauvais moyens? Est-il au contraire tout-à-fait insensible à l'approbation de ses semblables?
Prudence, circonspection.	L'enfant a-t-il de l'incertitude, de l'inquiétude et de l'irrésolution dans la tête? N'a-t-il pas une teinte de mélancolie dans son caractère? Ou bien agit-il dans toutes circonstances comme un étourdi?

Bonté, charité, bienveillance.

L'enfant se fait-il remarquer par sa douceur ou sa méchanceté ?

Le voit-on s'attendrir avec facilité, montre-t-il de la compassion ? Est-il généreux, expansif, etc. ?

Sentiment de respect et de vénération.

L'enfant a-t-il en lui le sentiment de vénération ? Est-il religieux ? Est-il respectueux envers ses parents et ses professeurs ? Montre-t-il, en un mot, de la vénération pour toutes les supériorités réelles ou n'a-t-il de culte que pour lui ?

Volonté, persévérance, fermeté.

L'enfant montre-t-il dans sa conduite habituelle de l'opiniâtreté, de l'obstination, de l'entêtement ? A-t-il l'esprit séditieux ? A-t-il au contraire le caractère inconstant, changeant, variable et incertain ?

Sentiment du juste, de l'injuste, conscience, justice.

L'enfant désire-t-il et cherche-t-il la vérité ? Se révolte-t-il contre l'iniquité, s'exagère-t-il ses torts ?

La conscience au contraire est-elle muette dans sa constitution, néglige-t-il ses devoirs ?

Sentiment de l'espérance.

L'enfant a-t-il l'esprit aventureux, forme-t-il incessamment des projets chimériques ? Voit-il tout en beau ? Vit-il au contraire dans le découragement et sans foi dans l'avenir ?

Sentiment du merveilleux.

L'enfant a-t-il de la disposition à saisir en toutes choses le côté merveilleux, étonnant, miraculeux et surnaturel ? Ce sentiment laisse-t-il au contraire par sa faiblesse et son inactivité ce même enfant exclusivement et grossièrement absorbé dans les phénomènes du concret et du monde matériel ?

Imagination, idéalité, sentiment poétique.

L'enfant se fait-il remarquer par de la vivacité, de l'enthousiasme, de l'inspiration ? Ou voit-il froidement, tristement et sans prisme tous les objets extérieurs ?

Esprit de saillie, gaieté.

L'enfant a-t-il une humeur gaie ? A-t-il de la tendance à saisir le côté plaisant des choses ? Cherche-t-il à faire rire ? Est-il railleur, ironique ? A-t-il au contraire le caractère sérieux ?

Sentiment d'imitation. — L'enfant a-t-il de l'inclination à imiter ce qu'il voit faire autour de lui? N'a-t-il aucune tendance au contraire à répéter les actes dont il est le témoin et à s'harmonier par cela même avec ses semblables?

Sens extérieurs.

Vue. — Y a-t-il strabisme? Y a-t-il rotation spasmodique du globe oculaire dans l'orbite? L'enfant est-il affecté de myopie, de presbytie? La cécité ferme le monde extérieur à l'idiot et le rend incurable.

Goût. — Le goût est-il dépravé? Montre-t-il des préférences pour les saveurs fortes ou douces, aigres ou sucrées, suaves ou nauséabondes?

Toucher. — Notion du froid et du chaud, du sec et de l'humide, du doux et du rude, etc., etc. On connaît toute l'importance de ce sens vérificateur pour la connaissance des objets extérieurs.

Audition. — Le sens de l'ouïe mérite particulièrement de fixer l'attention. C'est le sens qui peut remuer le plus profondément l'âme humaine : s'il y a surdité, l'idiotie n'offre pas la moindre espérance d'amélioration.

Odorat. — L'activité dont ce sens jouit chez les sauvages prouve tout le parti qu'on en pourrait tirer dans l'éducation des idiots.

Éducation des sens.

Je me propose d'entrer à ce sujet dans quelques détails avec notre instituteur. On ne saurait croire combien il y a à faire sous ce rapport dans notre éducation publique et particulière. Dans les jeux de la première enfance, on trouverait en les organisant bien des ressources précieuses. Les philanthropes du XVIIIe siècle avaient déjà fixé l'attention sur ce point ; mais il faut y revenir aujourd'hui.

Mouvements volontaires.	Station. Marche. Course. Saut. Jet.
Mouvements involontaires.	Se balance-t-il d'un côté à l'autre ou d'avant en arrière? Est-il affecté de la danse de Saint-Guy (chorée) ou de quelque autre tic ou mouvement nerveux?
Conformation des organes de la parole	Parle-t-il? Quels sont les vices de la voix ou de la parole?
Sommeil.	Le sommeil est-il profond et réparateur, est-il léger, l'enfant se réveille-t-il en sursaut, a-t-il souvent des rêves ou des cauchemars, etc.?

Facultés de perception.

Aptitude à l'éducation, individualité.	L'enfant prend-il aisément connaissance des objets extérieurs et de leur existence individuelle? Connaît-il ses lettres? Sait-il épeler? Sait-il lire? Sait-il écrire?
Faculté du dessin, configuration.	L'enfant présente-t-il quelques dispositions sous ce point de vue? Saisit-il bien la forme des objets?
Faculté d'étendue.	L'enfant présente-t-il sous ce rapport quelques unes des dispositions saillantes que l'on remarque chez les géomètres, les architectes et les entrepreneurs?
Faculté du coloris.	L'enfant aperçoit-il les rapports des couleurs entre elles? Est-il sensible à leur harmonie et à leur inharmonie?
Localité.	L'enfant aime-t-il à se déplacer, à changer de localité? Garde-t-il la mémoire des lieux qu'il a visités?
Calcul.	Quels sont sous ce rapport les aptitudes de l'enfant?
Ordre.	L'enfant se fait-il remarquer par la force ou la faiblesse de cette faculté?
Mémoire des faits.	Examiner quelle est son activité chez l'enfant?

Musique. Quelles sont à ce sujet ses dispositions?

Langage et mémoire des mots. Etudier également à ce sujet les perfections ou les imperfections de la nature.

Facultés intellectuelles ou réflectives.

Ces facultés se composent de la comparaison et de la causalité; elles sont ordinairement faibles chez les idiots; tout le succès de l'éducation que l'on peut donner à ces malheureux dépend particulièrement du développement que l'on fait acquérir à ces deux attributs supérieurs de l'âme humaine.

Pour prendre le langage habituel de l'école, ce serait ici le lieu de multiplier les questions relatives au degré d'attention dont chaque enfant est susceptible. savoir, par exemple, s'il lui est possible d'embrasser plusieurs objets à la fois, et s'il peut surtout s'élever jusqu'à la notion des phénomènes qui sont à la fois abstraits et concrets, etc., etc.

On croit devoir retrancher tous ces détails du cadre général, dans l'intention où l'on est de les consigner avec le plus grand soin dans la biographie de chacun des idiots.

Étiologie.

Y a-t-il des transmissions héréditaires? L'enfant a-t-il eu des convulsions dans les premiers temps de sa vie? A-t-il eu à cette même époque de l'existence, des inflammations du cerveau et de ses membranes? N'aurait-il point fait de chute? Ne serait-il pas possible qu'il eût été conçu dans l'ivresse et dans l'orgie? Les habitudes de la masturbation ne l'auraient-elles point énervé, et n'auraient-elles pas porté une atteinte profonde et radicale aux pouvoirs les plus élevés de sa constitution?

On croit devoir donner, pour compléter les observations sur l'idiotie, la mesure des principaux diamètres des têtes des malheureux enfants, et indiquer également les configurations étranges ou extraordinaires qu'elles pourront présenter.

APPLICATIONS

DE LA

PHYSIOLOGIE DU CERVEAU

A L'ÉTUDE DES ENFANTS QUI NÉCESSITENT UNE ÉDUCATION SPÉCIALE.

EXAMEN DE CETTE QUESTION :

QUEL MODE D'ÉDUCATION FAUT-IL ADOPTER POUR LES ENFANTS QUI SORTENT DE LA LIGNE ORDINAIRE, ET QUI, PAR LEURS PARTICULARITÉS NATIVES OU ACQUISES, FORMENT COMMUNÉMENT LA PÉPINIÈRE DES ALIÉNÉS, DES GRANDS HOMMES, DES GRANDS SCÉLÉRATS ET DES INFRACTEURS VULGAIRES DE NOS LOIS?

—

1830.

INTRODUCTION.

J'ai abordé sérieusement et sans crainte une question qui m'a paru majeure. J'ai écrit ce qui m'a semblé vrai, juste, utile et sévèrement déduit de l'expérience. Quoi qu'il en puisse être, je recevrai avec reconnaissance les observations des savants qui croiront devoir s'élever contre une ou plusieurs de mes assertions; et par le soin que j'apporterai, dans le cours de mon travail, à examiner l'importance de leurs opinions, ils pourront apprécier le sentiment de vénération que j'ai pour tous ceux qui veulent avancer la science et servir la vérité.

Soit que ces enfants aient été disgraciés par la nature sous le rapport des facultés intellectuelles ou des qualités morales, soit que sous l'un ou l'autre de ces rapports ils aient été dotés libéralement par elle, soit encore qu'avec l'organisation commune à l'espèce ils aient été viciés par une éducation première mal entendue, ou qu'ils aient été élevés dans le vagabondage et l'ignorance, et que, par les mauvaises habitudes qu'ils ont contractées au milieu de ces circonstances extérieures, ils se présentent comme faisant également exception à la masse des individus, quelle est, dis-je, l'éducation la mieux appropriée à leur bonheur et aux intérêts de la société?

Les trois points sous lesquels je viens de montrer l'étendue de ma question, donnent le plan de tout mon travail. Ce n'est point arbitrairement et *à priori* que j'ai établi cette division. J'ai consulté les livres des médecins, des jurisconsultes et des philosophes qui ont pris l'homme pour sujet de leurs observations, et j'ai observé par moi-même; je le dirai sans détour, je n'ai pas moins été frappé du nombre considérable de faits qui sont rapportés dans leurs ouvrages que de l'isolement dans lequel ils ont été présentés. Je me suis demandé si, tout en continuant à suivre cette direction, nous ne pouvions cependant pas songer à rassembler tant de matériaux épars, à les comparer, à établir leurs rapports, et si ce n'était pas le moyen d'arriver à la connaissance des lois qui produisent les phénomènes. Les manifestations de la nature morale et intellectuelle de l'homme sont tellement diversifiées qu'il est sans doute d'un esprit judicieux de n'apporter aucune précipitation dans ses inductions; mais lorsque des observateurs de différents temps s'accordent sur un même objet, lorsque l'expérience journalière de ceux qui ne veulent point croire sur autorité vérifient la justesse de leurs opinions, le doute alors s'évanouit et la conviction est forcée. Les observations individuelles se groupent, les idées particulières sont consacrées et se résolvent en principes généraux; et ici comme dans toutes les autres branches de l'histoire naturelle, la science commence à poser les bases de son édifice.

C'est comme cela que je suis arrivé à partager, sous le point de vue qui m'occupe, l'espèce humaine en trois catégories.

Dans la première se trouvent les individus qui sont au-dessous des formes et des proportions ordinaires de l'humanité.

Dans la seconde sont compris les individus qui en tout ou en partie donnent les plus belles et les plus larges dimensions cérébrales.

Sont dans la troisième tous ceux qui, traités sans disgrâce et sans libéralité par la nature, sans inclination pour le mal, sans vocation décidée pour le bien, sont devenus ce que les influences des temps, des lieux, des hommes, des choses, des institutions ont nécessité qu'ils fussent. Il n'a pas dépendu de moi de ne pas consentir à ces trois divisions. Elles ont été mon point de départ ; les lecteurs qui analyseront les faits consignés dans mon ouvrage pourront juger si c'est le caprice ou la force des choses qui me les a fait tenir pour accordées.

Quel mode d'éducation faut-il adopter pour les enfants qui sortent de la ligne ordinaire, et qui, par leurs particularités natives ou acquises, forment communément la pépinière des aliénés, des grands hommes, des grands scélérats et des infracteurs vulgaires de nos lois?

J'en ai l'intime conviction, pour toute personne étrangère à l'étude de la nature humaine, le rapprochement que j'établis, en posant ma question, entre des individus si dissemblables par l'apparence et par le fait même, paraîtra, pour le moins, singulier. Quel rapport, dira-t-on, entre l'aliéné, l'infracteur de la loi, et l'homme victime d'une organisation incomplète ou démesurée? Que peuvent avoir de commun les grands hommes et les grands scélérats? Quels sont les principes d'éducation qui, utiles aux uns, peuvent être applicables aux autres? N'est-ce pas là confondre tous les objets, et peut-on ne pas voir ce qui sépare invinciblement la vertu du vice, l'intelligence du délire, le génie de la médiocrité, et l'héroïsme du crime et de la dépravation? De pareilles idées ne sont-elles pas entachées de matérialisme, ne sont-elles point subversives de tout ordre social, et ne tendent-elles pas à priver l'homme de la moralité qui ennoblit ses actions et de la liberté qui l'en rend responsable?

On le voit par l'énergie de mes expressions, je ne me suis pas plus dissimulé les inquiétudes des hommes de bien que je n'ai cherché à affaiblir les arguments des sophistes. Certes, quand on réfléchit sur la gravité de la parole des uns et que, de prime abord, on ne distingue pas tout ce qu'il y a de hardiesse et de subtilité dans l'interrogation des autres, il faut à un auteur plus que de bonnes intentions pour oser entreprendre un travail dont le titre excite de si vives réclamations.

Une conviction profonde de la vérité de ses principes et de l'utilité majeure de leur application, un je ne sais quel besoin d'attirer sur les objets particuliers de ses études, de sa piété et de son admiration, l'attention de ses contemporains, une confiance entière dans leur équité, ont pu seuls lui donner le courage de ne point renoncer à son entreprise.

Pour première réfutation, je ferai connaître la manière dont j'ai été conduit à traiter la question qui m'occupe aujourd'hui. Un simple exposé aura l'avantage de préparer à la lecture de mon travail l'esprit des personnes qui n'ont point l'habitude de méditer sur de pareilles matières, et il prouvera aux hommes compétents pour le juger que j'y suis arrivé par l'observation, par l'enchaînement rigoureux des faits qu'elle a mis sous mes yeux, et la position sociale dans laquelle, si je puis m'exprimer ainsi, j'ai eu le triste bonheur de me trouver placé.

Livré, dès mon entrée dans la carrière médicale, à l'étude des maladies mentales et nerveuses; dirigeant depuis plusieurs années, conjointement avec le docteur Falret, un établissement consacré au traitement des diverses lésions de l'encéphale; recherchant par cela même avec le plus vif intérêt les causes les plus fréquentes de l'aliénation mentale, de l'abrutissement de l'esprit, de la perversion des penchants, de la faiblesse de l'intelligence et de l'égarement des passions, je fus d'abord frappé, au milieu de ces circonstances, et dans cette direction spéciale, des rapports singuliers, que d'ailleurs on avait déjà soupçonnés, entre la fréquence des affections cérébrales et la multiplicité des infractions légales. En comparant le mouvement respectif de la population des hospices d'aliénés et des prisons, il ne me resta aucun doute à cet égard ; multipliant ensuite mes observations sous ces rapports, et en m'attachant particulièrement à apprécier l'effet des circonstances extérieures sur les productions de ces deux genres d'infortunes, j'acquis la certitude que non seulement dans les malheurs privés, comme à l'époque et à la suite de ces grandes calamités qui frappent la masse d'une nation, et qui la soumettent à des besoins impérieux, ou de ces commotions politiques qui remuent bien plus violemment encore les hommes, les choses, les idées et les intérêts, j'acquis la certitude, dis-je, que sous ces influences le nombre des aliénés et des prisonniers non seulement augmentait dans d'égales proportions, mais encore qu'il y avait identité dans les causes qui nous excitent alors aux plus grandes actions, ou nous précipitent presque indistinctement dans le crime ou dans la folie (1).

Je m'aperçus que dans ces circonstances déterminées, dans cet état de trouble et d'exaltation de toutes les facultés, l'homme était pour ainsi dire rendu à son individualité, et que suivant les prédispositions héréditaires, le caractère, l'éducation, les excitations du moment, l'étendue ou l'étroitesse de l'intelligence, l'élévation ou la bassesse de l'âme, il était, ainsi que je le disais tout-à-l'heure, presque in-

(1) Ces vérités ont été démontrées dernièrement par l'honorable docteur Cazauvieilh Voyez son ouvrage : *Du suicide, de l'aliénation mentale et des crimes contre les personnes.* Paris, 1840, in-8.

différemment incité à la satisfaction des penchants les plus affreux ou à la manifestation contraire des vertus les plus sublimes, ou bien encore qu'il tombait dans l'aliénation mentale la mieux déclarée, ou qu'il terminait sa vie par un suicide, ou enfin qu'il présentait dans ses actes un affaiblissement notable de sa liberté morale ; situations d'esprit bien différentes les unes des autres, eu égard à l'honneur qu'elles méritent, ou à la responsabilité qu'elles entraînent, et qui, par la similitude des causes et la diversité imprévue des résultats, ont dû, comme on le pense bien, m'intéresser vivement au sort de tous ceux qui arrivent à l'une ou à l'autre de ces fins, et m'engager à les considérer sous les points de vue d'analogie qu'une observation attentive me contraignait d'admettre (1).

Désirerait-on, par quelques faits particuliers, recueillis au milieu des circonstances ordinaires de la vie, se convaincre encore de l'identité des causes du crime et de l'aliénation mentale? les exemples ne vont pas nous manquer. Voyez ces jeunes personnes dont les cours criminelles et les journaux nous racontent si fréquemment l'histoire : elles ont été séduites, elles sont enceintes, et on vient de les abandonner au moment même où elles avaient le plus grand besoin d'appui et de consolation. Qu'ont-elles fait dans cette position cruelle et uniforme pour toutes? Eh bien! l'une a commis un infanticide, l'autre a attenté à ses jours; celle-ci est devenue folle, celle-là a cherché l'auteur de tous ses maux, et s'est vengée par un assassi-

(1) Voyez mon ouvrage : *Des causes morales et physiques des maladies mentales et de quelques autres affections nerveuses.* Paris, 1826, 1 vol. in-8.

nat; une cinquième s'est jetée dans la débauche la plus effrénée, et une sixième, ayant tout à la fois le sentiment de sa honte et de ses obligations, s'est immolée pour son enfant; et dans la dignité d'une âme énergique qui veut se relever de sa chute, elle a conservé l'espérance de regagner, à force de résignation, de patience et de douleurs, une partie de l'estime qu'elle a perdue.

Considérez encore ces négociants dont on vient de trahir la confiance et d'opérer la ruine. Ils passent tout-à-coup, sans préparation, de l'opulence à la misère. La vue de leurs femmes et de leurs enfants ajoute à chaque instant à leurs souffrances. Eh bien, je le demande encore, qui peut prévoir leur détermination, et que nous apprend à ce sujet l'expérience? Dans le sentiment profond de la même infortune, les uns, comme dans les circonstances que nous venons d'énumérer, mettent un terme à leur existence par un suicide aigu; les autres sont frappés d'aliénation mentale; ceux-ci montrent un caractère au-dessus de leur position, et ceux-là, oubliant leurs principes et l'honneur, voulant à tout prix et dans le plus court délai retrouver leur ancienne existence, se livrent aux infamies dont on leur a donné l'exemple et dont ils ont été les victimes, et s'exposent presque à tout moment à encourir la juste sévérité des lois.

Que l'on veuille bien se rappeler maintenant que (d'après les premières données de l'histoire naturelle et de l'anatomie) l'organisation de tous les hommes est identique, qu'ils possèdent tous les mêmes parties essentielles, que leurs différences se bornent à des nuances du même fond; que malgré les variétés qui les distinguent, ils se multiplient les uns avec les autres, et on verra si nous n'avons pas encore été autorisés par l'évidence des faits, par l'unité de l'espèce et des individus, à soumettre indistinctement l'homme à nos analyses et à nos comparaisons. Plus nous réfléchirons sur ces dispositions similaires et pourtant diversifiées, plus nous nous confirmerons dans l'opinion que l'éventualité des circonstances, le bon ou le mauvais emploi des facultés, leur manifestation incomplète ou totale, leur dérangement ou leur perversion, quoique établissant par le fait des différences bien tranchées entre les membres du corps social, n'attestent néanmoins que des développements inégaux ou des modifications particulières de l'encéphale, et ne peuvent être envisagées comme apportant un changement fondamental dans la constitution de l'humanité; que conséquemment tout rapprochement entre l'homme et l'homme, entre un être si semblable et si dissemblable à lui-même, suivant qu'on le considère dans son état normal ou anormal, dans sa tiédeur ou dans ses violences, ne peut être qu'utile par l'examen des contrastes et des analogies, à la solution des questions qui intéressent le plus sérieusement la société.

C'est en travaillant dans cette direction, c'est en franchissant les lignes de démarcation tracées par l'ignorance ou l'orgueil, c'est en étudiant les cerveaux des individus et des peuples, c'est en dévoilant leur organisation, en les montrant faits sur le même modèle, c'est en mettant sur la même ligne, quant aux formes et aux facultés intellectuelles et morales, essentielles et vraiment caractéristiques, le nègre et l'Européen, en plaçant tous les hommes sur le premier degré de l'échelle du règne animal, que la science peut encore s'applaudir de donner une base à la morale, ou tout au moins d'en consacrer les principes. Elle légitime les plaidoiries éloquentes de ces hommes supérieurs qui, ayant devancé les temps, avaient cru devoir, dans leur bienveillance et leur noble sympathie, considérer le genre humain comme une seule famille, s'intéresser à ses misères, et demander pour lui la liberté, la justice et la protection des lois.

Lorsque j'avais l'esprit préoccupé de toutes ces considérations, et que, par l'observation des scènes de la vie et la méditation de l'histoire, j'acquérais de plus en plus la conviction que les sentiments et les penchants dans leur emploi démesuré, les passions dans leur plus violente exaltation, produisent constamment des effets si différents les uns des autres, si contraires en eux-mêmes et si inexplicables en apparence; lorsque, dis-je, je ne pouvais plus me refuser à croire à l'identité des causes du crime et de l'aliénation mentale, et que je sentais tout le ridicule qu'il y avait à morceler l'étude de la nature de l'homme, et à ne pas saisir tous les points de contact de ce tout indivisible, l'attention du public se trouva tout-à-coup vivement excitée par quelques procès criminels intentés à des individus pour la défense desquels on cherchait à démontrer l'existence de l'aliénation mentale, ou à assimiler les effets des passions à ceux de cette maladie cérébrale.

Les actes qui faisaient traduire ces malheureux devant les tribunaux étaient d'une atrocité épouvantable, et d'une part, le ministère public, se rendant l'interprète de l'indignation générale, et porté par sa triste expérience à donner aux actions les motifs les plus condamnables, ne trouvait point de couleurs assez fortes pour exprimer dans ses tableaux tout l'odieux de pareilles criminalités, et d'autre part les défenseurs des accusés soutenaient que dans des circonstances semblables, l'homme n'avait pu volontairement abdiquer ses plus nobles facultés qu'en se rapprochant, par ses actes, de l'aveugle férocité des brutes; il avait mis au grand jour la perte de sa raison, et que, conséquemment à cette opinion, au lieu de voir en lui un criminel digne de tous les supplices, on ne pouvait y apercevoir qu'un aliéné digne de l'intérêt le plus affectueux (1).

On s'aperçoit encore ici, par le rapprochement que des médecins et des jurisconsultes célèbres ont cru devoir établir entre les aliénés et certains criminels, et par les discussions qui en ont été la conséquence, que, malgré les caractères qui les distinguent et qui empêchent de les confondre il y a quelquefois des perturbations d'esprit tellement fortes chez quelques uns de ces derniers, qu'elles peuvent simuler des symptômes d'une inflammation du cerveau ou de ses membranes, au point de donner de l'inquiétude à tous les membres d'un jury, et les faire hésiter dans leurs déterminations. Nouvelle raison pour m'autoriser à ne jamais séparer trop rigoureusement dans mes études l'homme de l'homme; non que je croie, ainsi que je viens de le faire entendre, que l'homme le plus pas-

(1) Consultez sur cette matière les travaux que nous devons à MM. Georget, Esquirol, Marc (*De la folie considérée dans ses rapports avec les questions médico-judiciaires*. Paris, 1840, 2 vol. in-8.) et Falret. Les noms de ces médecins en font pressentir à mes lecteurs le haut intérêt.

sionné, et qui se rend coupable, puisse être assimilé à celui qui est frappé d'aliénation mentale, mais parce que la passion a aussi son délire; que, parvenue à un certain degré, elle devient une sorte de fureur qui obscurcit les lumières de la raison et fausse les inspirations de la conscience; et que celui qui, dans le premier mouvement, s'y abandonne, a, par ces différentes causes, un droit incontestable à être pris en considération particulière.

En réfléchissant sur ces idées, que nous présentons avec confiance comme l'expression des faits particuliers réduits en principes généraux, on s'aperçoit de tout ce qui manquait aux philosophes de l'antiquité, et même à la plus grande partie des modernes, pour aborder les hautes questions de la science et en aplanir les difficultés. A en juger par les distinctions qu'ils ont faites entre les membres de l'humanité, on dirait que l'attention de chacun d'eux s'est fixée sur des êtres placés en dehors de l'espèce, ou qui n'avaient avec elle que des analogies. Ils paraissent avoir été si vivement frappés de l'état d'ignorance et d'abrutissement de certains peuples, et, comme par opposition, de la richesse du développement industriel, intellectuel et moral de quelques autres, ils ont constaté au sein de la civilisation des différences tellement prononcées dans les habitudes, les mœurs et l'intelligence des diverses classes de la société, que, faisant abstraction de la particularité des circonstances et des positions qui leur auraient donné l'explication des choses, ils n'ont pu, en quelque sorte, reconnaître leurs semblables sous des manifestations si contraires. L'empreinte du même créateur sur toutes les têtes, la permanence du type, la conservation des formes, l'immutabilité des forces, tout a été méconnu. A part un certain nombre d'exceptions, les observateurs qui ont précédé notre époque ont eu l'entendement faussé par les préjugés de la naissance ou les illusions de la vanité. Quelques uns d'entre eux n'ont vu que ce qu'ils avaient sous les yeux; suivant l'énergie, la faiblesse, la fréquence, le désordre, l'aliénation ou la perversion d'une ou plusieurs de nos facultés, suivant les plus futiles distinctions sociales, ils ont établi leurs divisions et rempli tous leurs cadres. Ils ont de cette manière réduit l'existence des individus compris dans chacune de leurs catégories à une série d'idées, d'affections, de sentiments et de penchants incompatibles pour ainsi dire avec les autres caractères de l'humanité. C'est par des classifications d'un pareil arbitraire que, pendant des siècles, l'homme s'est trouvé déshérité de ses droits, arrêté dans son développement et outragé dans sa nature.

Lorsque notre vénérable Pinel éleva la voix en faveur des aliénés, il eut à lutter contre une partie de ces erreurs. Avant qu'il se fût fait entendre, ces malheureux étaient en France ce qu'ils sont encore aujourd'hui dans l'Orient, *des êtres à part*, qui, disait-on, ne pouvaient être modifiés par aucun moyen philosophique ou médical, et qui devaient tout simplement être abandonnés à la pitié publique. Pinel ne fut point arrêté par ces idées préconçues; il se renferma dans l'hospice de Bicêtre, il alla vivre au milieu des aliénés, et se livra tout entier à l'observation. Ces infortunés furent pris alors pour ce qu'ils étaient, c'est-à-dire pour des malades qui devaient être, comme l'universalité des hommes, accessibles à toutes les ressources de la thérapeutique. Après avoir fait tomber leurs fers et combler leurs cachots, il leur fit l'application de plusieurs grands principes de la médecine hippocratique, et posa lui-même les bases d'un traitement méthodique. En méditant son traité de l'aliénation mentale, où il a déposé ses plus beaux titres à la reconnaissance de ses contemporains et de la postérité, on peut apprécier l'étendue de son génie et l'activité de sa bienfaisance. Jamais la cause du malheur n'avait été plaidée avec plus de chaleur, plus de désintéressement et de persévérance; jamais les gouvernements n'avaient été éclairés sur leurs obligations avec plus de science, de gravité et de respect des convenances.

Relativement aux criminels, qu'est-ce qui s'oppose aujourd'hui à la création de maisons pénitentiaires? Pourquoi n'avons-nous pas d'établissement pour cultiver l'intelligence, modifier les penchants, dompter le caractère et ennoblir les sentiments? C'est parce que nous sommes sous l'empire des mêmes préjugés, parce que nous n'avons ni lumières ni justice, parce que nous sommes tièdes pour le bien, et que nous n'aimons pas à changer d'habitudes; c'est enfin parce que nous avons séparé les condamnés du reste des hommes. Il semblerait que l'application des lois eût suffi pour les priver à jamais des attributs de l'espèce. On les a regardés comme d'une nature tellement inférieure, ou comme à tel point déchus de leur origine, que tout retour de leur part à l'ordre, à la raison, à la vertu, à l'intérêt personnel, au sens commun, a passé pour impossible.

M. Appert, tout récemment, dans son *Journal des*

Prisons, a contribué à accréditer ces erreurs. Sans expérience préalable, sans aucun fait majeur d'observation, sans réfléchir aux lacunes et aux vices de nos institutions et sans en reconnaître les effets, il a voulu établir aussi ses divisions, et, d'un trait de plume, il a frappé d'incurabilité sa première catégorie. Effaçons donc encore ici des distinctions que la raison ne peut approuver. D'après tous les faits bien observés qui ont été mis à notre connaissance par les travaux des philanthropes Larochefoucault-Liancourt, Edouard Livingston, Charles Lucas, nous pouvons assurer que le plus grand criminel peut se repentir, s'éclairer, se corriger, et recouvrer sa dignité. Dans quelque état de souillure et d'abrutissement où vous puissiez le supposer tombé, songez en définitive que c'est toujours *à l'homme* que vous avez affaire, et que, comme tel, il n'y a point d'être dans le monde qui, par le nombre de ses facultés, la vivacité de ses sensations et la multiplicité de ses besoins, offre autant de surfaces à toucher, et qui par conséquent se présente avec plus de chances de succès pour sa régénération.

Plus nous ferons de progrès dans l'étude de l'organisation et de la physiologie du cerveau, plus nous tiendrons compte, pour compléter nos observations, de l'influence des circonstances extérieures sur le développement et l'exercice de nos facultés, plus notre point de vue sera large, plus nous nous identifierons avec nous-mêmes, c'est-à-dire avec tous les hommes, quels qu'ils soient; et mieux nous rentrerons dans la nature et dans la vérité, mieux nous pourrons trouver des méthodes propres à animer, régulariser ou rétablir toutes les fonctions de la vie cérébrale. En marchant dans cette direction et en ne consultant que l'expérience, on verra combien nous étions fondés à ne point nous arrêter aux lignes de démarcation de nos prédécesseurs, et à faire ressortir les rapports qui nous unissent tous indistinctement les uns aux autres; on verra non seulement de nouvelles preuves de l'identité des causes du crime et de l'aliénation, mais encore on se convaincra que les ressources les plus précieuses de la médecine pour le traitement des maladies mentales sont également les plus efficaces pour apaiser la fougue des passions, neutraliser l'empire des mauvaises habitudes et relever de sa chute et de sa dégradation le criminel le plus avili et le plus corrompu.

Si, dans mes principes d'éducation spéciale, j'embrasse sous des points de vue analogues les grands hommes et les grands scélérats, ce n'est pas que j'aie la moindre tendance à vouloir détruire la moralité chez l'homme; ce n'est pas non plus que je veuille lui enlever le mérite et le démérite de ses actes, que je confonde, en un mot, le crime et la vertu; mais c'est que toutes les facultés qui nous ont été données sont bonnes en elles-mêmes et dans leur destination; c'est qu'en définitive, un homme ne diffère d'un autre homme que du plus au moins; c'est que si une ou plusieurs facultés, par exemple, sont trop ou pas assez ou convenablement développées; si elles agissent isolément ou avec le concours et l'association des autres; si l'égoïsme les met en action ou si la bienveillance les modifie; si elles ne sont point suffisamment éclairées ou si la raison règle leur emploi, inévitablement alors elles s'écartent ou se rapprochent de leurs objets légitimes ; elles ont trop de force ou trop d'inertie, ou elles se manifestent de la manière la plus complète et la plus avantageuse, et suivant leur propre nature et la diversité de leur application, suivant qu'elles ont été en harmonie ou en désaccord avec l'espèce, avec ses besoins, ses sentiments, ses droits et sa justice, elles établissent la supériorité, le bonheur, le malheur ou le crime de l'individu, et quelquefois elles le font nécessairement placer au rang des grands hommes ou des grands scélérats.

Quant à la crainte que quelques unes de nos idées ne consacrent une espèce de fatalité, qu'elles ne tendent à soustraire l'homme à l'application de la morale, de la justice et des lois, qu'elles ne soient, en un mot, ainsi qu'on affecte de le dire, subversives de tout ordre social, le plus simple examen suffira pour démontrer combien elle est chimérique. Que l'on veuille bien considérer d'abord que, dans notre travail, les masses qui forment les nations, et sur l'apathie, la médiocrité, et la facile direction desquelles les institutions ont été et doivent être calculées, sont mises de côté; qu'on prenne ensuite connaissance de nos observations particulières, qu'on apprécie les dimensions de la tête prise dans ses trois diamètres principaux chez les sujets qui nous les ont fournies, et loin d'y signaler aucun principe destructeur de la société, on y trouvera au contraire la confirmation des idées des esprits les plus sévères et les mieux éclairés, touchant la parité des formes cérébrales, l'égalité des facultés, la similitude et l'uniformité des circonstances extérieures, et partant la justice d'une même responsabilité; mais une fois ces vérités de première importance reconnues et proclamées, pourquoi s'imaginer qu'il n'existe pas des vérités d'un autre ordre; pourquoi se refuser à constater d'autres faits qui, quoique exceptionnels, ne sont ni moins positifs ni moins évidents, pourquoi s'obstiner à ne pas reconnaître dans certains cas particuliers les inégales répartitions de la nature?

Eu égard, par exemple, à l'étendue des facultés intellectuelles, lorsqu'il est si facile aujourd'hui, par les travaux de nos devanciers, de distinguer au premier coup d'œil jeté sur la configuration cérébrale, la plupart des idiots et des imbéciles de naissance, des hommes ordinaires et des hommes supérieurs, pourquoi ne pas rechercher, contradictoirement à l'autorité de Bichat et des hommes de son école, s'il n'y aurait pas aussi, eu égard à la manifestation des qualités affectives des sentiments et des penchants, des différences tellement prononcées, chez quelques individus, dans le développement intégral ou partiel de certaines parties du cerveau, qu'elles seraient en quelque sorte l'indice de mutilations ou de proportions démesurées? Chose bien singulière et dont on n'aime pas à donner les raisons! on veut bien avouer que l'étroitesse et l'aplatissement considérable du front entraînent nécessairement avec eux la faiblesse de l'intelligence ou sa privation presque totale; que ses larges et hautes dimensions sont l'indice heureux des plus précieuses facultés, et on est prêt à livrer aux anathèmes de la religion l'observateur qui, croyant avoir trouvé des rapports non moins incontestables entre l'état de développement des régions latérales postérieures et inférieures de l'encéphale, et l'énergie ou l'impuissance native des forces instinctives et morales, donne à juger les faits qu'il a recueillis sur cet objet, et qui lui semblent propres à éclairer l'éducation, la morale et la législation.

En effet, si dans l'une comme dans l'autre circonstance nous prenions tout de suite notre point de départ et d'appui, si nous faisions pour les enfants qui, par vice de nature, ont un *mauvais naturel*, ce que nous faisons pour ceux qui, par la même cause, ont une intelligence obtuse ou rétrécie; si nous reconnaissions de prime abord leurs fâcheuses dispositions, au lieu de nous faire illusion sur leur compte, de chercher inutilement dans l'influence des circonstances extérieures l'explication de leurs anomalies, d'adopter des mesures sans rapport avec leur mode actuel d'existence, et de laisser s'écouler dans les alternatives et le tâtonnement un temps d'autant plus précieux, que leurs habitudes se renforcent par l'exercice et les oppositions mal calculées qu'on veut y apporter; si, dis-je, nous n'étions pas, sous tous ces rapports, dans la plus profonde ignorance, bientôt nous parviendrions, avec l'étude et du zèle, à modifier ces constitutions singulières, et à les ployer et appliquer, comme eût dit Montaigne, au niveau de la générale et grande maîtresse, la nature universelle. Voyez les avantages qui résulteraient de l'application de ces principes : on pourrait souvent prévoir et prévenir les impulsions de ces êtres mal constitués. Dans tous les cas, on les prendrait au moment même où ils manifestent pour la première fois leurs tendances, et par l'application des lois de la physiologie, par les instructions de l'expérience on parviendrait à former un plan d'éducation spéciale qui, s'il ne conduisait pas à réaliser toutes les espérances que les pères et les mères ont tant de plaisir à fonder sur leurs enfants, aurait du moins l'avantage de préserver quelques infortunés d'eux-mêmes, de sauver l'honneur de leur famille, et de les faire rentrer dans l'humanité.

Qui ne s'imaginerait, après tant de volumes écrits sur l'éducation, que cet art de cultiver nos facultés ne fût arrivé à son dernier perfectionnement? Il n'en est point ainsi cependant, et il n'en faut pas chercher bien loin la raison. Nous sommes à tel point fidèles aux traditions, que toute manifestation d'une faculté quelconque ne donne lieu dans notre esprit qu'à l'une ou à l'autre des interprétations suivantes. Tantôt nous la regardons comme le résultat d'une éducation bonne ou mauvaise; tantôt la dépravation nous paraît en avoir donné l'idée. Ici nous la jugeons être la conséquence d'une excitation extérieure, puissante et inattendue, et là elle n'est que l'expression d'une maladie, l'effet d'une aliénation mentale. Ces différentes opinions sont fondées sur l'expérience, et je ne prétends en infirmer en rien la justesse; mais on s'est arrêté là, et encore n'a-t-on vu qu'un seul côté des choses. On n'a pas remarqué, ainsi que nous aurons plusieurs fois l'occasion de le démontrer, que tel ou tel acte chez tel ou tel individu ne reconnaissait aucune de ces causes; qu'il n'avait le caractère ni de la passion, ni de la vertu, ni du crime, ni du délire, mais qu'il était le fait nécessaire, involontaire, d'une constitution mal organisée, abandonnée à elle-même et à ses produits naturels; que, conséquemment, ce ne pourrait être que d'après l'appréciation bien exacte et antérieure à toute chose de l'état cérébral du sujet, que l'on pourrait porter un jugement sur lui et chercher avec quelque avantage les moyens d'éclairer son intelligence, de réprimer ses penchants et de compléter sa vie.

Les législateurs, les juges et les hommes qui s'occupent de l'éducation ont paru, jusque dans ces derniers temps, ne pas être assez convaincus que la source la plus féconde de nos déterminations est dans notre intérieur. Nos affections, nos sentiments, nos penchants, nos instincts, nos passions, nos talents, nos richesses intellectuelles et morales, nos forces fondamentales, tout est là, tout vient de là; les circonstances extérieures ne créent rien. Nos facultés sont innées, et tous les germes en sont déposés dans l'organisation. Cultiver ces dispositions, ces facultés, les diriger, les éclairer, les perfectionner, ou dans un autre but les négliger, les comprimer, les contre-balancer, les modifier, voilà ce que l'on peut faire avec du calcul et de la méthode. C'est dans l'emploi des modificateurs externes que gît toute la puissance de l'éducation.

Que des hommes sages et bienveillants coordonnent tous ces matériaux du monde extérieur, qu'ils se pénètrent des principes de la physiologie du cerveau, qu'ainsi préparés ils agissent avec lenteur, force et régularité sur les têtes inégales, violentes et indisciplinées qu'on amènera à leur consultation, et bientôt ils auront montré jusqu'à quel point on a limité les pouvoirs que l'homme peut exercer sur ses semblables.

Pour ma responsabilité personnelle, tout en soutenant que la volonté ne dirige pas toujours toutes nos actions, et en signalant à cette occasion les erreurs des idéologues et des criminalistes, ai-je besoin d'exprimer la haute idée que je me fais de la perfectibilité de l'espèce humaine, de me signaler comme un des partisans les plus déclarés de l'éducation? Non : j'abuserais des instants de mes lecteurs; le sujet que j'ai pris pour texte vaut une profession de foi; il met au grand jour toutes mes espérances, et de prime abord il doit me faire inscrire parmi les écrivains qui regardent l'homme en général comme le disciple de tout ce qui l'entoure.

J'ai dit que nos observations, tout en fournissant des applications utiles à l'éducation des enfants, pouvaient servir aussi à éclairer la morale et la législation. Voici les questions que je me suis faites à ce sujet, et que j'adresse en même temps aux personnes qui pourraient en donner. Nous, qui nous plaçons tous les jours sur un tribunal pour juger nos semblables, avons-nous bien tous les documents nécessaires pour arriver, sans aucune exception, à une estimation rigoureuse du degré de moralité, de criminalité, d'indifférence, d'aliénation ou d'imbécillité de leurs actes? Lorsqu'il est question d'examiner quelques uns de ces faits atroces et inouïs qui confondent toute une population, et qui sont vraiment inexplicables par nos intérêts et par nos passions ordinaires, devons-nous, à l'exemple de la multitude, renoncer à notre intelligence, nous laisser entraîner à un mouvement d'horreur, et ne sentons-nous pas en nous-mêmes tout ce que prescrivent alors l'étrangeté du fait même, nos lumières, notre conscience et l'honneur de l'humanité?

Je le demande maintenant, est-ce là le cas de s'arrêter, avec les moralistes et les jurisconsultes, à tenir compte seulement des influences extérieures, comme source première et unique des déterminations de l'homme, et comme détruisant, atténuant ou augmentant sa culpabilité? Tout en appréciant la valeur de ces excitations, ne faut-il pas porter plus loin nos investigations? Ne sommes-nous pas assez avancés dans l'étude de l'organisation et des maladies mentales, pour rejeter les interprétations populaires, et pour soutenir et prouver qu'il y a en nous-mêmes des mobiles indépendants de toute sollicitation du dehors? N'est-il pas alors du devoir le plus rigoureux de rechercher, avant toute chose, dans les circonstances extraordinaires, ce que la constitution cérébrale bien déterminée de l'accusé a pu comporter? L'observation n'apprend-elle rien à ce sujet? Il reste encore à examiner si la conduite de l'infracteur n'est point l'effet de l'aliénation mentale. Pourquoi s'arrêter avec tant d'obstination à la matérialité des actes? Ne sait-on pas que l'agent seul peut leur donner un caractère? Ces obligations de première équité sont remplies sans résultat. Eh bien! rentrons dans les habitudes ordinaires de la jurisprudence, et satisfaisons de notre mieux aux droits de la société. De cette manière on établit l'empire de la raison; on empêche l'effet des meilleures comme des plus mauvaises intentions, et, dans la force et la précision de cette doctrine, on absout l'humanité d'un certain nombre de crimes et d'abominations, dont elle n'a pas besoin pour faire sentir la nécessité des lois. En m'exprimant ainsi, je ne dissimule aucune difficulté, mais je soulage mon sentiment inné de justice. Je crois offrir à l'intelligence et à l'âme de mes contemporains des considérations dignes de leur intérêt et de leur amour de l'humanité, et j'aurai peut-être le bonheur, dans le cours de mon travail, de prouver à mes lecteurs que j'ai fait tous mes efforts pour servir, tout aussi bien que qui que ce soit, en cette circonstance, mon pays, la morale, la science et les malheureux.

Dans le cercle étroit où nous sommes renfermé par la force des choses et l'évidence des faits, toute réclamation contre notre principe nous paraît difficile. Aujourd'hui que les découvertes de nos savants commencent à franchir le seuil des écoles, il faudrait avoir bien de la mauvaise foi, ou être frappé d'un aveuglement invincible, pour nier, d'après l'unanimité de leurs assertions, la facilité qu'ils nous ont donnée d'en vérifier l'exactitude, et les exemples que nous avons tous les jours sous les yeux que la nature ne se montre pas quelquefois inégale dans ses répartitions; mais si cette opinion ne peut être contestée, s'il existe un petit nombre d'individus qui, sous le rapport de l'intelligence et des qualités affectives, soient véritablement au-dessus ou au-dessous des proportions ordinaires de l'humanité; si les formes de leur organisation nous expliquent *à priori* leur nullité, leurs faiblesses, leurs passions, leurs crimes et leurs monstruosités, ou leur bienveillance et leur génie; si, relativement à ceux qui sont disgraciés, nous sommes entraînés par notre conscience à tenir compte dans l'appréciation morale de leurs actes, des particularités de leur configuration cérébrale, il faut répéter ce que nous avons déjà dit ailleurs en d'autres termes, savoir, que les criminels, considérés en masse, ne présentent aucun vice de constitution qui puisse leur donner le droit d'accuser la nature et d'invoquer la commisération des juges.

Les formes de l'organisation ne trahissant donc que dans quelques cas exceptionnels les disgrâces ou les libéralités de la nature, c'est-à-dire l'idiotisme ou une grande capacité intellectuelle, la faiblesse ou l'énergie des qualités affectives, certaines dispositions aux affections cérébrales, et ne donnant également que l'explication d'un petit nombre d'infractions légales plus ou moins extraordinaires, il restait à rechercher sous quelles influences en général l'homme arrive à l'aliénation mentale, et comment il se déprave et devient criminel. Quoique une partie de cette question eût été traitée, sous quelques rapports, avec beaucoup de supériorité par les philosophes anciens et modernes, et qu'en lisant leurs ouvrages j'eusse lieu d'admirer bien souvent la justesse de leurs observations et la sagesse de leurs maximes, j'ai cependant jugé convenable de ne point écrire sous leur autorité et d'observer par moi-même.

J'ai pris ce motif de détermination dans la certitude où je suis de considérer, comme médecin, mon sujet sous des points de vue qui n'avaient pu frapper ces hommes illustres, à raison de l'état imparfait où se trouvaient à leur époque l'anatomie et la physiologie. Ils n'avaient presque aucune idée des fonctions du cerveau; les préjugés, la crainte ou la vanité, ainsi que je l'ai déjà dit, en leur faisant poser une barrière insurmontable entre l'homme et le reste de l'animalité, les privaient de comparaisons importantes; ils constataient des faits, mais ils ne les rattachaient point à leurs véritables causes. Quelques uns consacraient le principe de la prédestination, quelques autres s'imaginaient que la nature de l'homme n'était point déterminée par la création, et que le jeu fortuit des circonstances extérieures lui imprimait ses caractères; tous enfin, en écrivant sur l'éducation, négligeaient la connaissance des facultés primordiales, dont on se propose par nos méthodes l'exercice, le développement et la direction à l'avantage de notre existence entière. Aucun d'eux ne les a considérées : 1° en elles-mêmes et comme forces actives; 2° dans leurs influences mutuelles et leurs associations; 3° enfin, dans leur manifestation sous la puissance des modificateurs externes (1).

(1) Je viens de tracer ici le plan d'un ouvrage que je me propose incessamment de livrer au public sous le titre d'*Essai sur la nature de l'Homme*. Depuis les philosophes de l'antiquité jusqu'à nos jours, beaucoup d'auteurs ont publié des livres sous la même dénomination; mais je n'en connais pas qui ait marché directement à son but et qui ait compris son mandat. Socrate cependant avait demandé une philosophie qui pût fournir des applications pratiques; il voulait ramener sur la surface de la terre les savants qui se perdaient dans les nues. L'exemple et les préceptes de cet homme positif ayant été dédaignés, les sophistes et les métaphysiciens ont prévalu dans les écoles : aussi remarque-t-on que toutes ces compositions ne paraissent point avoir été faites sur la même matière. Chaque auteur s'est livré sans guide, sans réserve et sans rapprochement à ses inspirations; les idées spéculatives, les rêves de tous les sentiments, l'empreinte du despotisme politique ou religieux de chaque époque sur tous les produits de l'intelligence, l'abstraction totale de la constitution de l'homme et des influences extérieures qui la nuancent et la mod[illegible] voil : ce qui réduit en quelque sorte aujourd'hui à un [illegible]toire et de curiosité une multitude

Fortement préoccupé de toutes ces idées, je sollicitai du pouvoir l'autorisation de faire mes observations sur les criminels renfermés dans nos bagnes et dans nos prisons du département de la Seine. M. Emile Barateau, alors chef du cabinet du ministre de l'intérieur, à qui j'avais communiqué la plus grande partie de mon travail, eut l'obligeance de faire connaître à M. de Martignac le plan que je m'étais tracé, et ce fut sous leurs auspices que j'adressai ma demande au ministre de la marine M. Hyde de Neuville. M. de Belleyme reçut aussi ma pétition. Mes honorables compatriotes, M. le baron Pasquier et M. Jules Pasquier, son frère, voulurent bien aussi me prêter l'appui de leur autorité et de leur recommandation. J'offrais à tous ces hauts fonctionnaires l'occasion de servir la science et l'humanité : la permission ne se fit point attendre. Là, mieux que partout ailleurs, je pouvais espérer d'arriver à mon but; je voulais suivre en quelque sorte ces malheureux pendant toute leur carrière, afin d'analyser complétement les circonstances qui, en leur faisant oublier leurs devoirs et méconnaître leurs vrais intérêts, les avaient jetés dans le crime et dans l'infortune. Je désirais aussi profiter de cette occasion pour infirmer ou confirmer par de nouvelles expériences

d'ouvrages qui, entrepris dans une meilleure direction et appuyés sur une base invariable, celle de l'organisation, auraient pu concourir aux progrès de la philosophie; philosophie qu'il est bien temps de rappeler à sa destination, qui n'est restée si longtemps oiseuse et stérile que parce qu'elle s'est formé un monde idéal et insaisissable, et qui ne peut plus, ce me semble, avoir cours parmi nous, si elle est autre chose que la science de la vie ou l'étude des réalités.

les opinions du docteur Gall. A Bicêtre et à la Force je fus, si je puis parler ainsi, plus heureux que je ne m'y attendais, eu égard aux résultats que je désirais si vivement obtenir. Je rencontrai dans ces demeures de l'expiation une foule d'enfants dont la corruption anticipée avait déjà nécessité des mesures répressives. C'est l'histoire de leur première enfance que je me suis péniblement attaché à retracer dans ses moindres détails. On verra par le nombre et l'importance des questions que je leur ai posées, et dont on peut de suite prendre connaissance en consultant la page qui précède leur biographie; on verra, dis-je, si j'ai pris soin de tenir compte de leurs dispositions originelles ou accidentelles, et si j'ai apprécié avec quelque exactitude les circonstances au milieu desquelles ils ont apparu et débuté dans la vie.

Puissent mes lecteurs s'émouvoir de pitié au récit de leurs malheurs; puissent-ils se pénétrer des besoins de l'ordre social, s'étonner de ne trouver au XIXe siècle aucune institution préservative, et solliciter du pouvoir la création d'une maison d'éducation spéciale! Loin de moi la pensée de vouloir limiter l'exercice de la bienfaisance. Je voudrais que l'on pût s'occuper de tous les malheureux; mais dans l'impossibilité où l'on est de faire tout à la fois, rien ne me paraît plus juste et plus sage, rien ne satisfera mieux à l'intérêt public que de prendre d'abord en considération l'enfance et l'adolescence. Cette partie de la population des prisons n'est point arrivée au dernier degré de la dépravation. Victime de l'abandon, de l'inexpérience et de la curiosité naturelle au jeune âge, elle n'a point apporté de moralité dans ses actes. Elle a matériellement commis des infractions légales dont elle n'a connu ni la turpitude, ni la gravité, ni les tristes plaisirs. Ses habitudes ne sont point enracinées; devant elle est un long avenir. Elle touche à cette époque de la vie où le cœur et l'âme s'ouvrent à toutes les sensations et reçoivent aisément l'impulsion qu'on leur donne; c'est le moment d'agir et de prendre contre elle nos premières comme nos plus précieuses garanties.

Il appartiendrait peut-être à notre belle France et à la philanthropie du roi qui la gouverne, de donner à l'Europe le modèle d'un pareil établissement. Que l'intelligence y soit développée ; que la morale, considérée enfin comme une science, y soit enseignée ; que les pratiques et les instructions du culte y soient simples, graves et dans l'esprit de l'Évangile ; que l'industrie, en donnant à l'enfant un état, en lui faisant contracter des habitudes d'ordre, de travail et d'économie, nous prête la force de ses moyens ; qu'avec et avant tout cela les applications de la physiologie du cerveau nous servent à ouvrir à chaque individu la carrière qui convient le mieux à ses dispositions originelles. La principale ordonnance de Platon en sa république, dit Montagne, c'est « donner à ses concitoyens, selon leur nature, leur charge. Nature peut tout et fait tout, ajoute ce spirituel observateur. Les boiteux sont malpropres aux exercices du corps et aux exercices de l'esprit; les âmes boiteuses, les bastardes et vulgaires sont indignes de la philosophie. »

Je ne crains pas de l'affirmer, soit que les malheureux qui y seront accueillis présentent une organisation incomplète ou démesurée, soit que sans vice de nature ils aient été pervertis par les mauvais exemples qu'ils ont eus sous les yeux, et que par le fait même ils fassent également exception ; les uns et les autres, soumis à l'influence des méthodes en rapport exact avec leurs singularités natives ou acquises, y recevront les modifications plus ou moins profondes que réclame leur état, et, reconstitués autant qu'ils en sont susceptibles, par ce concours de circonstances et d'efforts, ils seront un témoignage évident de tout ce que peut pour le bien public et le bonheur individuel un gouvernement qui apporte dans l'exécution de ses projets de grandes vues et de bonnes intentions.

Qu'il me soit permis à ce sujet de faire une observation générale.

Tout le monde sent l'importance de l'éducation ; mais d'après la manière dont elle a été dirigée dans ces derniers temps, peu de personnes sont en état de connaître toute l'étendue de ses ressources. Le pouvoir qui vient de se briser avait pris à tâche de ne cultiver dans les jeunes âmes aucune de ces facultés qui donnent à l'homme le sentiment de sa grandeur, de ses droits et de ses obligations. Il ne voulait pas que nous connussions le noble but de l'existence humaine. A dix-huit ans, la tête pleine de grec, de latin et de phrases de rhétorique, nous avons été obligé de commencer à nouveaux frais, avec notre *science toute livresque*, une nouvelle étude, celle des hommes et des choses. Le temps est arrivé de faire pour nos enfants, mais dans une direction tout opposée, ce que les ennemis du bien public n'ont cessé de mettre en pratique pour mutiler l'espèce et augmenter le nombre de leurs créatures. Emparons-nous de la jeunesse, elle se compose de petits hommes, disait Bernardin de Saint-Pierre ;

cherchons à lui inculquer de bonne heure les principes dont elle a besoin pour consolider le brillant avenir que nous lui avons préparé. Agrandissons sa sphère par l'éducation de toutes ses forces fondamentales ; préparons-la à toute l'importance du rôle qu'elle doit remplir un jour sur un plus grand théâtre, et attachons-nous à faire passer dans ses mœurs l'esprit des lois qui nous régissent. Les habitudes de l'enfance, soyons-en bien convaincus, ouvrent l'âme aux habitudes qui doivent remplir la vie de l'homme. Nous donnerons ainsi un ressort puissant à la législation, et ses résultats politiques et moraux seront moins tardifs et plus universels.

Mes lecteurs ont déjà pu remarquer l'attention que j'apporte à aller au-devant de toute objection qui pourrait avoir quelque apparence de force et de vérité. Pour arriver à une solution, et dans l'intérêt de ma propre conviction, je n'ai dû négliger aucun moyen de dissiper les doutes et les incertitudes que j'ai vus s'élever dans l'esprit de quelques hommes à qui j'avais donné l'idée de mon travail, et dont je ne pouvais en aucune manière suspecter la bonne foi. Mon sujet, d'autre part, touchant aux plus hautes questions de la jurisprudence, de la morale et de la philosophie, je me suis également fait un devoir de ne rien avancer légèrement et d'appuyer chacune de mes propositions sur un grand nombre de faits. Sous ce rapport et relativement aux infracteurs ordinaires des lois, les documents de la statistique ne m'ont point été inutiles. Devant la mauvaise foi, j'ai eu plaisir à en dérouler les tableaux. Je n'en ai retiré aucun avantage pour les faits extraordinaires de la médecine légale.

Un mot sur l'idée que je me fais de cette science, sur l'emploi que j'en ai fait et sur les services qu'elle peut rendre.

Dans ces derniers temps, des hommes qui ont senti le besoin de l'esprit positif de l'époque, et qui eux-mêmes paraissent doués d'une grande sévérité de jugement, ont publié des travaux de statistique d'un haut intérêt. Ils ont eu le mérite et la patience de rassembler des milliers de faits entassés confusément dans les cartons des administrations et jusqu'alors totalement perdus pour la science. Autant que l'a demandé la spécialité de mon travail, je me suis servi de ces chiffres, et c'est même sous cette forme neuve, compacte et imposante que j'ai donné quelques unes de mes démonstrations.

Néanmoins je dois dire, pour rappeler les vérités les plus simples et rendre à chacun ce qui lui appartient, que les hommes qui nous ont précédés, et qui ont plus ou moins marqué dans la science, n'ont point passé leur vie dans une déception continuelle; qu'ils ont dû, conformément à la constitution de la nature humaine, s'en rapporter au témoignage de leurs sens et au travail de leur intelligence, et que les principes auxquels ils sont arrivés par l'observation, l'analyse et la force de leur tête pouvaient, jusqu'à un certain point, se passer de l'espèce de sanction que viennent de leur donner ces dernières investigations. Qui ne sait, en effet, que tout marche par des lois éternelles? Ce qui est, est. Cent faits, mille faits ajoutés à cent autres ou mille autres faits, n'ajoutent rien à une réalité quelconque. La statistique, à mon avis, a donc servi quelquefois à apprécier la justesse d'opinions qui n'avaient pas besoin de vérification ; elle a consacré jusqu'à présent les assertions du génie, assertions qui ne pouvaient être gratuites, je le répète, qui n'étaient point émises comme le résultat d'une illumination soudaine, mais comme le produit de l'observation, et l'effet nécessaire d'une intelligence bien ordonnée, qui travaille et réfléchit sur de bons matériaux. La statistique, par les masses de faits qu'elle a fait apparaître, a forcé l'incrédulité jusque dans ses derniers retranchements. Appliquée à toutes les parties de l'histoire de l'humanité, elle peut hâter la connaissance des vrais rapports des choses, et, après les avoir constatés, contribuer puissamment à les faire établir ; mais, quelque éminents que soient les services qu'elle a rendus, je n'ai point encore vu surgir de tous ses calculs une idée inconnue au monde intellectuel et moral, et susceptible, par ses applications, d'en changer les données.

J'ai fait entendre que la statistique, avec quelque exactitude qu'elle enregistrât les faits, ne pouvait néanmoins donner par ses chiffres la solution de toutes les questions : on va le concevoir aisément. Que font des matériaux de la statistique les têtes à induction, les têtes philosophiques ? Elles s'emparent de ous les faits bien observés qui leur sont fournis, et qui se sont passés dans tel et tel pays ou dans tel et tel département. Elles additionnent, comparent les résultats, signalent les différences et se mettent à la recherche des causes. Bientôt elles trouvent des rapports constants, invariables, entre tel et tel ordre de faits et telle influence extérieure. Elles tirent alors forcément leurs inductions, et les présentent avec confiance aux législateurs.

En raison de l'uniformité de l'organisation de l'homme en général et de son indifférence originelle, les circonstances extérieures modifiant tous les pouvoirs, exerçant une influence immense sur la mesure, la direction et l'emploi des facultés, et imprimant même à la longue suivant leur diversité un caractère à chaque peuple, on peut, sans crainte de se tromper, prendre en rigueur les explications fournies par ces chiffres et calculer en conséquence.

Néanmoins, quelque semblable que soit l'homme à lui-même et quelque facilité qu'il présente à toute espèce de modification, je demanderai si l'on prétend faire de ce principe, rigoureusement vrai, une application universelle. Je demanderai comment une science qui doit éclairer l'étude de la nature humaine et donner des matériaux à la médecine légale, qui porte jusqu'au scrupule l'esprit de détail et d'ensemble, qui fait entrer dans ses éléments de jugement sur les hommes l'appréciation exacte de l'instruction et de l'ignorance, de la misère, de l'aisance, du commerce, de l'industrie, de la profession et de toutes les autres choses extérieures; comment, dis-je, elle a pu jusqu'ici négliger les documents qu'elle recevrait de l'organisation. Pourquoi, lorsqu'elle a déjà fait un pas vers cette heureuse direction, en tenant compte de l'influence des différents âges, n'a-t-elle pas suivi sa marche dans la même ligne et noté les dimensions générales et les formes particulières des têtes? A-t-on donc oublié que les faits ne sont pas des êtres abstraits; qu'ils ne sont rien par eux-mêmes; qu'ils sont le produit d'individus; qu'ils tirent leur valeur et prennent leur caractère, non seulement de la situation, mais encore de la nature de ces individus, et que devant les hommes justes, ils ne peuvent être pesés, déterminés que de cette manière? Que la statistique des cours criminelles fasse donc, au moins dans les circonstances extraordinaires, un cadre de plus; qu'elle fasse connaître le développement du cerveau de l'individu dont elle retrace l'existence extérieure avec tant de fidélité; qu'elle envisage le sujet de ses observations sous toutes les faces qu'il peut présenter, en un mot que sa vue soit complète. Par cette prise en considération du physique de l'homme, le mystère qui couvre certains actes se trouvera dévoilé; on aura le mot de quelques énigmes, on se livrera moins souvent devant les tribunaux à des interprétations ridicules ou quelquefois bien cruelles. L'état de l'encéphale enfin sera compté pour quelque chose; il sera pour tout le monde ce qu'il est pour nous, la traduction physiologique de l'activité de certains sentiments ou penchants dont il est impossible de trouver la source et la cause dans les excitations du monde extérieur, dont la manifestation non motivée paraît marquée du sceau de la fatalité, et dont une éducation spéciale eût pu seule comprimer la violence et régulariser l'emploi (1).

(1) Dira-t-on à cette occasion qu'une Cour d'assises n'est point un jury médical, qu'elle est incompétente pour juger des vices de l'organisation et constater les rapports qui existent entre telle et telle forme cérébrale et telle et telle manifestation, et que nous multiplions les difficultés de la juridiction criminelle? Cette réflexion aurait quelque justesse si les tribunaux n'avaient pas toujours un médecin à leur disposition, et si ce dernier venait renouveler devant eux les discussions métaphysiques du XVIe siècle; mais quand, en la présence d'hommes graves et instruits,

Relativement aux applications que l'on peut faire de toutes ces observations à la morale et à la législation, j'ai déjà fait sentir ailleurs la nécessité, si l'on voulait être juste, d'abandonner pour des sujets pareils les termes ordinaires de comparaison. Je disais que la statistique, avec quelque exactitude qu'elle enregistrât les faits, ne pouvait néanmoins, par ses chiffres, donner la solution de toutes les questions. Avant de reproduire une partie de mon argumentation, je vais faire connaître à mes lecteurs le rapport direct, incontestable, qu'il y a entre la masse encéphalique et l'idiotisme. J'ai fait sur mes idiots, par point d'arrêt dans le développement cérébral, l'expérience du docteur Gall : j'ai mesuré leurs têtes, et voici ce que je puis affirmer avec lui en cette occasion.

En mesurant ces têtes immédiatement au-dessus de l'arc supérieur de l'orbite et au-dessus de la partie la plus proéminente de l'occipital, on trouve une périphérie de onze à treize pouces.

il n'est donné cours à aucune idée spéculative; quand il est question de faire une démonstration qui tombe sous les sens de l'homme le plus ordinaire, et qu'il s'agit tout simplement de fixer, d'après l'observation, le volume ou la forme du cerveau, qui entraîne inévitablement l'idiotisme, ou qui détruit la liberté morale, on met au grand jour une vérité bien importante, on ne dit rien qui ne puisse être vérifié. On porte le défi de trouver une tête de la dimension et de la forme indiquée qui fasse exception et qui mette en défaut la physiologie; et comme il n'y a dans tout cela ni jargon ni subtilités scolastiques, je ne vois pas qu'on ait besoin d'être initié aux mystères de la science pour saisir ce qu'elle a de plus matériel, et se décider en conséquence du document le plus précieux que l'on puisse obtenir dans le cours d'un procès criminel extraordinaire.

En les mesurant de la racine du nez au bord postérieur de l'occipital, on trouve huit à neuf pouces.

L'exercice entier des facultés intellectuelles est absolument impossible avec un cerveau si petit. Jamais encore on n'a trouvé d'exception à cette règle, et jamais on n'en trouvera.

Cette loi de la nature, relative aux têtes de onze à quatorze pouces, se trouve de plus en plus confirmée. Lorsqu'on examine les têtes depuis l'imbécillité complète jusqu'à l'exercice ordinaire des facultés intellectuelles exclusivement, cet espace est compris entre les limites suivantes : quatorze et dix-sept pouces pour la périphérie ci-dessus, et onze à douze pouces pour l'arc compris entre la racine du nez et le grand trou occipital.

Les têtes de dix-huit pouces à dix-huit pouces et demi sont encore de petites têtes, quoiqu'elles permettent un exercice régulier des facultés intellectuelles.

Quand je dis dans quelques passages de mon travail que le cerveau est la condition matérielle des facultés intellectuelles et des qualités morales, je ne dis point qu'il en est la cause première, mais bien qu'il en est l'instrument. Les manifestations de cet organe sont facilement appréciables, mais le mécanisme de ses opérations ne nous a point été dévoilé. A moins d'aimer à parcourir le champ des hypothèses, nous devons nous arrêter là où les moyens d'investigation nous abandonnent et où l'expérimentation ne nous apprend plus rien. Contentons-nous ici de constater les faits, et ne cherchons pas comment ils s'opèrent; il est un terme auquel l'esprit de l'homme doit s'arrêter, et il ne lui sera peut-être jamais donné de connaître le secret des merveilles de la création. Suivons donc l'enchaînement admirable des causes et des effets qui frappent pour ainsi dire tous nos sens à la fois; tenons compte des puissances inhérentes à l'organisme, analysons les circonstances au milieu desquelles se développent les phénomènes variés, mais pourtant immuables et limités de l'existence intellectuelle et morale de l'homme, et sans nous perdre dans une foule de systèmes, nous arriverons par la déduction de nos observations, par cette marche sévère comme la science elle-même, à des principes qui frapperont les esprits par leur évidence, qui pourront toujours être confirmés par les expériences ultérieures, et qui successivement jugés et consentis en quelque sorte par l'humanité tout entière, serviront invariablement de base aux doctrines. C'est ainsi que rien ne sera livré à l'arbitre des instituteurs, que les conseils de l'expérience ne seront que l'application des lois de la nature, et que nous pourrons alors espérer le développement harmonique et régulier de tous nos organes et, par conséquent, de tous nos pouvoirs.

Je m'abuse étrangement, ou une pareille direction doit donner à l'intelligence et à l'âme de la force, de la mesure et de la dignité; elle doit nous préserver de cette foule d'écarts et de mouvements désordonnés qui entraînent si fréquemment après eux le malheur, le crime ou l'aliénation mentale; elle doit développer tout ce que l'humanité comporte, et nous servir constamment dans la conduite de la vie, c'est-à-dire dans l'emploi de nos facultés comme hommes et comme citoyens.

RÉSUMONS-NOUS.

Les réflexions que je présente aujourd'hui sur l'éducation sont le résultat d'observations particulières et générales faites sur les aliénés, les criminels, les hommes de génie et les individus au-dessous de l'homme ordinaire.

Je me propose de rechercher les moyens qui peuvent agrandir la sphère intellectuelle et morale des enfants disgraciés sous l'un ou l'autre de ces rapports.

J'indiquerai ceux qui me paraissent propres à conserver les dons de la nature chez les sujets privilégiés.

Relativement à l'enfant né de parents aliénés, et prédisposé par cela même à l'aliénation mentale ou à toute autre affection cérébrale, je dirai aussi ceux qui me semblent les meilleurs pour changer sa constitution et pour le soustraire conséquemment à la fatalité qui pèse sur sa tête.

Quant aux infracteurs ordinaires ou extraordinaires de nos lois, je m'efforcerai également de montrer les voies dans lesquelles il faudrait entrer, soit pour ramener à un emploi convenable de leurs facultés ceux qui, organisés comme la foule de leurs semblables, ont pris des directions vicieuses, soit pour contrebalancer, amortir, réprimer chez ceux qui sont hors de ligne, l'énergie des facultés naturellement trop prédominantes ou devenues telles sous des excitations démesurées (1).

(1) Mon langage est affirmatif, parce qu'il exprime mes plus intimes convictions ; mais tout en étant profondément convaincu

Tel est le but que je me suis proposé d'atteindre, et auquel personne, que je sache, n'a tenté d'arriver. Est-ce à dire que je méconnaisse les travaux de nos prédécesseurs, et que je veuille insinuer que je n'ai pas profité des recherches exclusives qu'ils ont faites sur chacun des sujets importants dont j'ai saisi les rapports? Ce n'est point là ce que j'ai voulu faire entendre, et je désavoue hautement toute interprétation semblable.

Que si néanmoins, par l'identité de quelques parties de mon travail avec les points isolés qu'ils ont traités dans leurs ouvrages, j'expose quelquefois des idées analogues à celles qu'ils ont émises, j'affirme qu'elles sont à moi comme à eux, et je ne puis, en ce sens, ni leur rien enlever ni leur rien abandonner. « La vérité et la raison, dit Montaigne, sont communes à chacun, et ne sont pas plus à qui les a dites premièrement qu'à qui les dit après. »

Quoi qu'il en soit, la direction de mes études, ma position dans le monde, mes motifs de détermination dans les investigations auxquelles je me suis livré, mes idées médicales et mes principes de philosophie,

de la possibilité de parvenir aux résultats que j'énumère dans ce paragraphe, et en faisant même quelques tentatives à cet effet, je ne m'aveugle point assez pour oser croire les obtenir par moi-même. Heureux si par mes efforts je puis avoir la satisfaction d'indiquer à quelques hommes supérieurs un sujet digne de leur âme et de leur génie! C'est à eux qu'il appartient de faire connaître la puissance de l'éducation, et de montrer le degré auquel on peut arriver avec du dévouement, de la patience, le sentiment de ses forces et le noble emploi de son temps.

tout a dû nécessairement me faire considérer l'humanité sous quelques points de vue différents de ceux qui ont frappé l'esprit des hommes distingués dont je me plairai à mentionner les travaux ; mais, ce me semble, cette différence dans les aperçus sert plus la science qu'elle ne nuit à ses progrès. Un seul homme voit si peu de choses à la fois, et parmi les objets qu'il pourrait examiner avec toute l'étendue de son intelligence, il en est tant qu'il n'aperçoit qu'à travers les préjugés de son pays, de son enfance ou de sa profession, ou encore qu'au milieu du trouble des passions et des intérêts même les plus nobles qui l'agitent, qu'il ne peut y avoir qu'avantage à ce que les mêmes sujets d'observation soient étudiés par des individus que la nature, l'âge, l'éducation, les habitudes sociales et les calculs de l'ambition ont rendus presque dissemblables par les idées exclusives et les sentiments prédominants qu'ils ont réciproquement apportés dans leur examen.

En dernière analyse, les faits ne sont que des matériaux ; ils sont du domaine public, ils appartiennent surtout à ceux qui savent les mettre en œuvre, et ils tirent même toute leur valeur de la tête et de la main de celui qui les emploie. L'érudition la plus étendue ne suffit donc point dans les sciences. « C'est, disait » Epicharme, l'entendement qui approfite tout, qui » dispose tout, qui agit, qui domine et qui règne : » toutes autres choses sont aveugles, sourdes et sans » âme. » Si en m'énonçant de cette manière et en m'appuyant de ces différentes autorités, je trahis quelques prétentions ; si je me suis abusé sur l'importance et l'utilité de mon travail, je prie mes lecteurs d'excuser une illusion qui tient aux faiblesses de l'humanité et sans l'excitation de laquelle peut-être beaucoup d'hommes, dans la défiance de leurs moyens, n'oseraient rien entreprendre pour eux-mêmes ni pour le bien de leurs semblables.

ÉTABLISSEMENT ORTHOPHRÉNIQUE.

(1834.)

On doit cette justice aux hommes de notre temps : jamais il ne s'était rencontré autant de bons esprits qui comprissent mieux combien l'éducation importe au bonheur d'un peuple, et quelle influence immense une méthode qui se proposerait de favoriser le développement de toutes les facultés données à l'homme, pourrait avoir un jour sur la masse de la population.

Les idées qui commencent aujourd'hui à recevoir leur application dans nos écoles ne ressemblent en rien aux idées d'autrefois. L'éducation maintenant est à la hauteur de l'époque. Elle est devenue l'art de mettre l'homme en toute valeur pour lui-même et pour ses semblables ; elle serait incomplète si elle n'avait pas aussi bien en vue la culture des qualités affectives, des sentiments et des penchants, que le développement intégral des facultés intellectuelles. Si ces deux parties de l'homme ne reçoivent pas les mêmes soins, l'œuvre est manquée, l'individu n'atteint point toute sa perfection, et ses intérêts, comme ceux de la société, en souffrent dans une égale proportion.

Mais dans les dons de l'intelligence, comme dans la force et le nombre des qualités du cœur, la nature n'est pas toujours égale dans ses répartitions. S'il est des individus dotés libéralement par elle, il en est d'autres aussi qu'elle a horriblement disgraciés. C'est particulièrement pour ces derniers et pour les enfants qu'une éducation première mal entendue a jetés dans de fausses directions, que les besoins d'un établissement tel que celui que nous venons de fonder, se faisaient impérieusement sentir. Êtres malheureux, qui, s'ils étaient frappés d'infirmités physiques de tout autre ordre, pourraient trouver dans nos hôpitaux toutes les ressources nécessaires à leur régénération, mais pour lesquels aucun hospice moral n'a encore été édifié, si ce n'est Charenton, la Conciergerie ou les bagnes!!! affreux hospices! où d'affreux traitements peuvent rendre le malade incurable, ou le laisser sous le coup d'épouvantables rechutes. Et qu'on ne croie pas que les malheureux et intéressants sujets qui sont l'objet de notre sollicitude toute paternelle ne se rencontrent que dans les classes peu fortunées! Combien de pères de famille à même de toutes les jouissances de la vie, qui, d'avance, reposaient doucement leur vieillesse dans l'avenir de leurs enfants, et qui, pour cet avenir, avaient fait des sacrifices souvent au-dessus de leurs forces, voient toutes leurs prévisions anéanties, par l'organisation malheureuse ou les mauvaises habitudes du sujet sur lequel ils fondaient toutes leurs espérances!

N'est-ce donc pas un immense service rendu aux hommes en particulier, et à la société en général, que la fondation d'un établissement spécial où l'on fait pour l'intelligence, pour le développement des facultés affectives, pour le *redressement* des penchants dangereux, pour la guérison des vices du cœur, ce qu'autre part on fait pour les difformités du corps?

C'est une pensée neuve, belle peut-être, mais bien

certainement grande et vaste; elle occupe depuis dix ans l'homme dont nous avons entrepris de réaliser les vœux et les idées, et mérite que tous les pères de famille, que tous les hommes préposés à l'éducation de la jeunesse, y réfléchissent mûrement, et la creusent dans toutes ses conséquences, dans tous ses résultats.

D'après les faits recueillis par cet observateur, les enfants qui réclament un traitement *orthophrénique* peuvent se diviser en quatre catégories principales.

Dans la première catégorie sont *les enfants nés pauvres d'esprit*, c'est-à-dire avec une organisation cérébrale au-dessous de l'organisation commune à l'espèce en général, et qui, dans la hiérarchie des différents pouvoirs cérébraux, occupent les degrés intermédiaires entre l'idiot et l'homme ordinaire.

Par le bénéfice d'une éducation spéciale, par une heureuse application des principes de la physiologie du cerveau, nous parviendrons à agrandir la sphère intellectuelle et morale de ces infortunés. Néanmoins, eu égard aux limites et à l'impuissance de l'art, nous ne pouvons nous flatter de répondre en toute circonstance aux exigences des familles malheureuses; mais nous nous ferons constamment un devoir de faire connaître autant qu'il sera en nous, et dans le plus bref délai possible, quel parti on peut tirer de certains sujets, tant pour eux-mêmes que pour la société.

Dans la seconde catégorie sont les enfants *nés comme tout le monde*, doués de l'organisation commune à l'espèce en général, mais auxquels une éducation première mal dirigée a fait prendre une direction vicieuse. Nous les ramènerons, par l'application des mêmes principes, à un emploi convenable de leurs facultés. *La forme entière qu'ils présentent de l'humaine condition* multipliera pour eux les surfaces de rapport et nous facilitera les moyens de les rendre à eux-mêmes, c'est-à-dire à l'excellence de leur nature et à la supériorité de ses attributs.

La troisième catégorie comprend *les enfants nés extraordinairement*, c'est-à-dire avec un cerveau volumineux dans sa masse totale ou dans quelques unes de ses parties, et qui, par cela même, lorsque les facultés nobles et bienveillantes sont faiblement prononcées, se font, en général, remarquer par un caractère difficile, une dissimulation profonde, un amour-propre désordonné, un orgueil *incommensurable*, des passions ardentes et des penchants terribles. Établis sur de grandes proportions, ne pouvant être médiocres en rien, ils sont aptes aux plus grands vices comme aux plus grandes vertus, aux plus grands crimes comme aux plus grandes actions, selon le concours favorable ou défavorable des circonstances au milieu desquelles ils passent les premiers temps de leur vie.

Chez de pareils sujets, les moyens à employer sont faciles à trouver et à indiquer. Il s'agit d'amortir et de réprimer les facultés naturellement trop énergiques ou devenues telles sous des excitations démesurées. Il s'agit de rétablir l'harmonie et la pondération entre les différentes puissances cérébrales, et de favoriser surtout le développement des facultés qui forment l'apanage exclusif et élevé de l'espèce humaine. Pour arriver à ce résultat, il suffit de l'emploi bien ordonné des modificateurs externes; il faut être maître de toutes les impressions qui vont frapper l'enfant; il faut lui créer un mode d'existence calculé sur les particularités de son être intellectuel et moral ; il faut laisser en repos les forces qui dominent l'individu et mettre en activité toutes les autres. Par défaut de mouvement et d'application, les premières s'affaiblissent et perdent leur empire, et les secondes, avivées, entretenues, nourries, développées, finissent par faire sentir leur influence et leur contre-poids.

Enfin, la quatrième catégorie se compose de tous *les enfants qui, nés de parents aliénés, sont en naissant fatalement prédisposés à l'aliénation mentale ou à toute autre affection nerveuse.* L'expérience des savants, des faits empruntés à tous les temps et à tous les pays, ont démontré que ces malheureux sont incessamment menacés d'un dérangement dans les fonctions cérébrales, dérangement qui les frappe à l'improviste, au sein du bonheur ou au milieu des travaux les plus utiles, indépendamment de toutes les causes qui, chez les autres hommes, peuvent amener l'aliénation mentale, et cela, comme nous venons de le dire, par le seul fait des transmissions héréditaires.

Il n'y a point de règles fixes à tracer pour les enfants de cette catégorie : l'étude spéciale qui sera faite de chacun d'eux, les renseignements obtenus sur les auteurs de leurs jours, mettront suffisamment sur la voie des meilleurs moyens curatifs. Dans tout état de cause, nous trouverons dans le régime physique, moral et intellectuel tout particulier auquel ils seront assujettis, dans les habitudes quelquefois exclusives qu'on leur fera contracter, dans le calme prolongé du cerveau, dans les jeux et les fatigues de la gymnastique, des ressources nombreuses pour lutter avec avantage contre leurs dispositions innées, modifier leur organisme, changer leur constitution, et les soustraire conséquemment à la fatalité qui pèse sur leur tête.

Maintenant, nous le demandons, et toute la question est là : combien de familles sont tous les jours dans la douleur, parce que leurs enfants se trouvent compris dans une des quatre catégories que nous venons d'établir! Eh bien, il s'est rencontré un homme de science et de philanthropie, M. le docteur Félix Voisin, médecin des enfants épileptiques et idiots de l'hospice de la rue de Sèvres, fondateur, avec M. le docteur Falret, de l'établissement de Vanvres, pour le traitement des aliénés, et qui, à force de travaux et d'études, à force d'observations recueillies dans les hospices, dans les prisons et dans les bagnes, en est venu à ne pas désespérer de l'a·enir de tous ces malheureux et à réaliser cet aphorisme de Descartes : « Que s'il est possible de perfectionner l'espèce hu» maine, c'est dans la médecine qu'il faut en chercher » les moyens. »

M. le docteur F. Voisin a compris quelle lacune existait dans l'éducation de la jeunesse; il a senti tout le bien que l'on peut faire; il a vu que chaque jour un certain nombre d'enfants sont chassés de nos colléges et de nos institutions particulières, incapables qu'ils sont de s'astreindre aux règles universitaires qui régissent le peuple enfant. Et que deviennent-ils, tous ces jeunes parias? Les uns, abandonnés de leurs parents, restent sous l'influence de leurs mauvaises dispositions, qui s'aggravent encore de la solitude et du défaut de surveillance; d'autres sont embarqués pour les îles; un plus grand nombre est envoyé à bord de nos bâtiments; quelques uns sont jetés aux mains du procureur du roi; tous traînent une vie misérable, trop heureux quand ils la terminent assez tôt pour n'avoir pas encouru la colère de la justice, pour n'avoir pas déshonoré leur famille et le nom qu'ils portent!

Notre établissement n'est autre chose que la réalisation du vœu formé par M. le docteur F. Voisin, la paraphrase en action du système qu'il a développé dans un ouvrage auquel nous renvoyons le lecteur pour de plus amples détails.

Et que l'on ne vienne pas objecter que les colléges et les pensions sont là pour atteindre le but que nous nous proposons. Dans les colléges, les enfants sont trop nombreux pour que l'on puisse s'occuper particulièrement de tous ceux qui demanderaient une éducation spéciale. Mieux que cela, nous savons tous que les maîtres, dans l'impossibilité où ils sont de le faire, réservent tous leurs soins, toute leur tendresse, toute leur surveillance, pour ceux qui, par leur intelligence et leurs bonnes dispositions, promettent de leur faire le plus d'honneur.

Les directeurs de l'*établissement orthophrénique* agiront au rebours de cet usage : plus un sujet sera disgracié, plus son naturel sera vicieux, plus ses penchants seront dangereux, plus il donnera d'inquiétude, à raison de ses prédispositions héréditaires aux maladies mentales ou nerveuses, et plus il sera l'objet de la surveillance et des soins des directeurs et des maîtres.

RAPPORT

Fait à M. le conseiller d'État, Préfet de police, sur l'Établissement orthophrénique de M. Félix Voisin, Docteur en médecine,

PAR M. MARC,

Premier médecin du roi, inspecteur des maisons de santé, etc. (1).

L'établissement que vient de fonder M. Voisin manquait à la science et à l'humanité. Il est spécialement consacré aux enfants qui, par leurs particularités natives ou acquises, se soustraient, échappent, dans les colléges ou dans les autres pensionnats, à l'influence des méthodes uniformes, calculées sur les dispositions communes, vulgaires, des individus qui y vont puiser une instruction générale.

La propriété dont a fait choix M. Voisin est située à quinze minutes de la capitale. Elle est isolée de tous les côtés; elle se compose de plusieurs corps de bâtiments séparés les uns des autres, disposition précieuse et indispensable pour établir des lignes de démarcation bien tranchées, non seulement entre les sexes, mais encore entre les différents enfants du même sexe.

D'après les faits recueillis par le docteur Voisin, les enfants qui réclament un traitement orthophrénique peuvent se diviser en quatre classes principales :

1° Dans la première classe sont les enfants nés pauvres d'esprit, c'est-à-dire avec une organisation

(1) Extrait du *Moniteur* du 24 octobre 1834.

cérébrale au-dessous de l'organisation commune à l'espèce en général.

2° Dans la seconde classe sont les enfants *nés comme tout le monde,* doués de l'organisation commune à l'espèce en général, mais auxquels une éducation première mal entendue a fait prendre une direction vicieuse.

3° La troisième classe comprend les enfants *nés extraordinairement.* Établis par la nature sur de grandes proportions, ils forment les grands hommes ou les grands scélérats, suivant le concours favorable ou défavorable des circonstances au milieu desquelles ils passent les premiers temps de leur vie.

4° Enfin, la quatrième classe se compose de tous les enfants qui, *nés de parents aliénés,* sont en naissant fatalement prédisposés à l'aliénation mentale ou à toute autre affection nerveuse.

Les idées dont le docteur Voisin entreprend de faire l'application, reposent sur des faits incontestables d'observation. On ne peut plus longtemps se refuser à l'évidence; la nature est inégale dans ses répartitions, et le système, si fortement accrédité par les philosophes du siècle dernier, de l'égalité des facultés, ne peut plus aujourd'hui soutenir un seul instant l'examen.

Des formes générales, il est vrai, ont été arrêtées pour l'espèce, mais il n'est pas moins exact d'affirmer que chacun s'appartient par une *spécialité d'organisation.* Il n'y a que des individus dans le monde. L'homme est tout à la fois semblable et dissemblable à l'homme. On l'a déjà dit et redit cent fois, dans l'échelle sans fin qu'il faut parcourir, depuis l'excellence du génie et l'élévation la plus sublime de l'âme, jusqu'à l'image la plus repoussante de l'idiotisme intellectuel ou moral, les combinaisons intermédiaires sont innombrables, et la nature ne se répète jamais. Chaque homme a donc son caractère propre; il a son cachet, son empreinte; il a en lui la raison fondamentale et spéciale de sa vie. Voilà ce qui constitue *les conditions organiques de l'être*, conditions organiques qui, jusqu'à présent, n'avaient pas été analysées, n'avaient point été prises en considération, et sans l'appréciation desquelles, chez les sujets *hors de ligne*, il est impossible de faire le moindre calcul et d'obtenir le moindre résultat.

En nous exprimant ainsi, nous ne parlons pas dans un sens absolu. Nous savons tous, et l'expérience le démontre à chaque instant, et l'institution dont il s'agit mettra sans doute au grand jour les convictions du fondateur, que l'éducation et toutes les autres influences extérieures modifient prodigieusement l'organisation, et partant les manifestations instinctives, intellectuelles et morales de l'homme. Nous savons qu'elles entrent pour une énorme proportion dans les événements qui signalent les diverses époques de son existence. Ainsi donc, si par nous-mêmes, si par les mains de la nature, nous avons notre individualité, et par cela même notre valeur intrinsèque et déterminée, il faut reconnaître aussi que cette valeur reste telle quelle, augmente ou diminue, suivant les circonstances au milieu desquelles nous apparaissons dans la vie: c'est ce qui constitue les conditions de développement. Néanmoins, la nature ayant l'initiative en tout, l'organisation étant la puissance première, on conçoit dès lors combien il est important de connaître la spécialité organique de l'enfant ou du jeune homme dont on veut diriger l'éducation. Cette connaissance préliminaire est surtout indispensable à celui qui veut instruire, ennoblir, modifier et perfectionner les enfants qui font exception à la forme générale et commune de l'espèce, qui sont par la nature au-dessous et au-dessus du terme moyen de développement, et qui portent si ostensiblement l'empreinte de leurs mutilations ou de leurs proportions démesurées.

Ces mêmes vues doivent présider aux soins que réclament les sujets qui ont été viciés dans leur première enfance par l'ensemble malheureux des circonstances extérieures.

Les facultés prédominantes de l'enfance, ses bases organiques, ses habitudes exclusives, donnent le premier point de départ. Les conditions de développement doivent être constamment subordonnées à cette appréciation rigoureuse. Si cette destination organique est méconnue, si les rapports du sujet avec le monde extérieur ne sont pas calculés, ordonnés, sur les particularités natives ou acquises de son cerveau, de son être intellectuel et moral, l'éducation qu'on lui donne forme avec ses dispositions un contre-sens perpétuel. Vous n'avez plus de point d'appui, vous manquez de boussoule, le gouvernail vous échappe, et vous perdez, dans une lutte inutile et funeste contre la nature, le temps qui suffisait à la perfectionner.

J'ai tracé à dessein avec quelque étendue l'ensemble des principes qui président à l'exécution du projet de M. Voisin. Si ces principes sont généralement justes, ne doit-on pas déplorer les pertes que la société a faites jusqu'à présent par le défaut de leur application? Que de grandes forces perdues! que de caractères bienveillants et trop sensibles tombés dans le découragement, l'indifférence et l'égoïsme! que de têtes nobles et généreuses et pleines de capacité ont tourné contre elles-mêmes et contre la société leur puissance! que d'intelligences magnifiques qui n'ont point été senties, qui n'ont point été convenablement placées, qui n'ont pas été devinées, et qui, ignorées d'elles-mêmes et de leurs contemporains, ont emporté dans la terre les facultés supérieures qu'elles avaient reçues de la nature! En laissant de côté ces merveilles et ces prodiges de la création, que de têtes incomplètes parmi la foule humaine n'aurait-on pas pu modifier, agrandir et amener à une existence plus large, plus intellectuelle, plus libérale, plus affectueuse, plus utile et plus heureuse, si l'on s'était engagé dans ces voies!

Mais alors même qu'il faudrait soumettre ces principes à de nombreuses restrictions, le bienfait d'un établissement tel que celui de M. Voisin serait encore immense.

Au reste, je ne connais pas d'homme de ma profession qui possède à un degré plus éminent que M. Voisin l'ensemble des connaissances, ainsi que l'expérience nécessaire pour la réussite de l'entreprise qu'il a conçue.

C'est une route nouvelle que ce philanthrope va frayer; et si, comme je l'espère, il arrive au but, il aura rendu un service inappréciable à la société.

ORTHOPHRÉNIE.

—

LETTRE

DU DOCTEUR F. VOISIN, AU SUJET D'UN MÉMOIRE DE M. NÉPOMUCÈNE LEMERCIER.

A M. le Président de l'Academie des Sciences de l'Institut.

Monsieur le Président,

J'apprends par les journaux et par les rapports bienveillants de quelques uns de mes confrères, que l'établissement orthophrénique que j'ai fondé en 1834, a été, dans votre dernière séance, l'objet de l'examen et de la critique d'un des hommes les plus distingués de notre époque, tant sous le rapport de son talent comme poëte et littérateur, que sous le rapport de son caractère comme homme indépendant et noble.

Je n'étais point à l'Institut lundi dernier : je n'ai point entendu M. Lemercier, je ne connais point son mémoire; je ne puis conséquemment, sur la foi d'un feuilleton, ou sur un rapport verbal presque toujours incomplet, entrer en discussion avec lui. Cependant, monsieur le Président, sa parole puissante, sa verve poétique, ont, dit-on, commandé l'attention de l'Institut, et ébranlé tout l'auditoire. J'ai cherché ce que je devais faire en cette occurrence, et j'ai pensé que je devais compter sur votre impartialité, que vous accueilleriez ma réclamation, et qu'à défaut d'une polénique toute scientifique et toute mesurée que j'aurais tenu à honneur d'avoir avec M. Lemercier, vous me permettriez de vous faire connaître en peu de mots le but que je me suis proposé en créant cette institution.

Vous allez connaître les principes qui me dirigent et les sentiments qui m'animent. Par une attaque aussi directe devant la première société savante du royaume, je suis forcé, vous le voyez, de sortir de ma retraite; mais je le dois à M. Lemercier, je le dois à l'Institut, aux familles qui m'ont confié leurs enfants; je le dois à moi-même, je le dois à la science et à l'humanité.

Mon établissement repose sur les besoins de la société : il est la déduction sévère de quatre grands faits d'observation, pour l'affirmation desquels j'invoque ici la parole et l'autorité de mes confrères. Si je me suis trompé, si j'ai mal vu, je manque de base et d'appui; mon entreprise est inutile, mes projets chimériques, mes intentions ridicules. Si j'ai voulu exploiter la crédulité publique, mon charlatanisme est patent, et ma conduite est infâme; il y va de l'honneur et de toutes les espérances de ma vie : je me livre sans crainte à leur jugement.

En regardant autour de moi dans la société, j'ai trouvé des enfants disgraciés par la nature, des enfants mal nés, nés pauvres d'esprit.

Pour les classes inférieures de la société, le conseil général des hospices, en 1833, a bien voulu me charger d'organiser, à l'hospice de la rue de Sèvres, un service médical en faveur d'une centaine de ces malheureux enfants.

Je ne prétends point, comme vous le pensez bien,

faire quelque chose des derniers individus de cette catégorie. Malheureusement la puissance de notre art est bornée. Néanmoins, sur ces ébauches imparfaites et grossières de l'espèce humaine, il est possible de faire encore quelques observations importantes. Mais voici sur quoi particulièrement j'en appelle à mes confrères, et voici sur quoi déjà je fonde en partie l'utilité de mon établissement : c'est que, depuis l'idiot le plus bas dans l'échelle jusqu'à l'homme ordinaire, il y a une foule de degrés intermédiaires; c'est que l'idiotisme est rarement complet; que chez un individu disgracié par la nature, les caractères de l'humanité ne sont pas tous effacés; c'est qu'il y a de l'étoffe et de la matière en lui; c'est qu'il y a de l'intelligence et de l'âme; c'est qu'il est éducable; c'est que dans sa faiblesse et sa misère il a cependant comme nous sur la tête le sceau du créateur. Nous ne pouvons pas l'élever jusqu'à nous; eh bien! monsieur le Président, descendons jusqu'à lui, ne l'abandonnons point à son imperfection, et avec de la patience, du courage, de la bonté, et l'intelligence pleine et entière de ce qu'il peut comporter, nous obtiendrons infailliblement, toujours néanmoins dans la mesure de sa capacité naturelle, les plus heureux résultats.

En continuant le cours de mes observations, j'ai vu des enfants qui avaient été viciés dès le bas âge, qui avaient eu le malheur d'être mal entourés, mal dirigés dès les premiers temps de leur vie, qui avaient été élevés avec trop de sévérité ou de condescendance, victimes ou de la négligence, ou des faux systèmes de leurs pères, ou de l'amour aveugle de leurs proches : ces enfants ne me présentaient pas de vices de constitution ; ils étaient comme tout le monde ; l'habitude avait seulement chez eux formé une seconde nature : le mal avait produit du mal.

Que faisait-on de ces enfants, et qu'en fait-on encore tous les jours? On renonce à les modifier. Les méthodes uniformes, générales, avantageusement calculées pour les masses, n'ont point d'effet sur eux ; on les renvoie des colléges et des maisons particulières d'éducation, et on les abandonne ainsi à leurs mauvaises dispositions. Eh bien ! monsieur le Président, tous ces enfants qui ont lassé, fatigué la bonté paternelle, qui ont épuisé la patience et le talent des instituteurs de nos écoles, tous ces enfants que l'on jette aux mains du procureur du roi, qu'on envoie dans les îles, qu'on met à bord de nos bâtiments et que l'on chasse de tous côtés, je les adopte également, je les demande, je les veux. Je dis que les hommes sont les disciples de tout ce qui les entoure ; qu'ils ne sont point, par cela même, comptables de la direction qu'on a donnée à leur première enfance, qu'ils ne doivent point subir les conséquences des fautes de leur famille, et qu'ils ont droit à l'intérêt.

J'ai d'autant plus d'espoir de les rendre à eux-mêmes, c'est-à-dire à l'excellence de leur nature et à la supériorité de ses attributs, qu'ils ne présentent point, comme obstacle au traitement, de vice de constitution originelle, qu'ils sont nés comme tout le monde, qu'ils ont, pour me servir des expressions de Montaigne, « la forme entière de l'humaine condition, » et que, par conséquent, aucune surface de rapport ne manque à leur organisme. Le mal a produit du mal : voyons si le bien ne produira pas du bien ; étudions, ayons bon courage; ordonnons autrement leurs rapports extérieurs; voyons si c'est à l'homme ou à l'animal que restera l'empire.

N'allez pas croire, en m'exprimant ainsi, que j'aie le moindre doute sur le succès de mon entreprise. Les espérances que je manifeste reposent sur une foule d'observations incontestables; elles s'appuient sur l'histoire tout entière de l'humanité. Vous le savez mieux que moi : à raison de la médiocrité de ses forces morales et intellectuelles, l'espèce humaine ne s'est jamais appartenue; elle a toujours été ce que l'ont fait être les temps, les hommes énergiques et les institutions. Sa grandeur et sa gloire, ses horreurs et ses abominations, son impassibilité et ses mouvements terribles, tout a été le résultat des choses du dehors. Monsieur le Président, quelques têtes de plus ou de moins dans le monde, et les données de l'histoire ancienne et moderne sont changées.

Arrivons aux enfants de ma troisième catégorie.

S'il y a des individus disgraciés par la nature, s'il en est d'autres qui sont jetés dans de fausses directions, il faut reconnaître aussi qu'il en est quelques uns qui sont tout-à-fait hors de la ligne ordinaire. On pense bien que, relativement à mon établissement, je ne veux pas parler ici des modèles et des types de l'humanité, quoiqu'ils n'échappent point à la loi générale, quoiqu'il soit vrai de dire qu'un concours défavorable de circonstances extérieures peut affaiblir la plus belle intelligence et pervertir le plus heureux naturel. Voici toute la question : Existe-t-il des enfants chez lesquels l'animalité prédomine, chez lesquels les instincts, les penchants et les sentiments des brutes exercent une tyrannie continuelle? Livrés à cette spontanéité, dont on fait tant de bruit, leur intelligence est-elle assez forte, et leurs sentiments moraux assez énergiques pour en contre-balancer la puissance, en modifier l'action, en arrêter la fougue, en dompter la violence?

Les moralistes, les philosophes, les Pères de l'église, les médecins, les jurisconsultes et l'observation journalière ne laissent pas le moindre doute sur l'existence de ces hommes dangereux.

Eh bien! je crois encore, avec la plupart de ces grands observateurs, qu'en plaçant convenablement dans le monde extérieur un sujet pareil, qu'en laissant sommeiller en lui l'animal, qu'en développant son intelligence, qu'en l'appelant, qu'en l'attirant à moi par les facultés propres à l'espèce humaine, qu'en lui faisant goûter la volupté des choses justes, honnêtes, nobles, vénérables et vraies; je crois, dis-je, qu'il est possible de modifier sa constitution, de changer son caractère, d'élargir sa sphère intellectuelle et d'ennoblir son âme.

La chose n'a point encore été faite : est-ce donc une raison pour ne pas l'entreprendre?

Enfin la quatrième catégorie se compose de tous les enfants qui, nés de parents aliénés, sont en naissant fatalement prédisposés à l'aliénation mentale ou à toute autre affection nerveuse. L'expérience des savants, des faits empruntés à tous les temps et à tous les pays, ont démontré que ces malheureux sont incessamment menacés d'un dérangement dans les fonctions cérébrales, dérangement qui les frappe à l'improviste, au sein du bonheur, sans cause extérieure appréciable, et indépendamment de toutes les causes

7

qui, chez les autres hommes, peuvent amener l'aliénation mentale.

Hippocrate pensait que l'on pouvait modifier ces enfants et les soustraire ainsi à la fatalité qui pèse sur leur tête. L'illustre Pinel et mon excellent maître le digne Esquirol ont rappelé cette idée dans leurs ouvrages; j'en fais l'application.

Maintenant que mes confrères prononcent.

Quant à vous, monsieur le Président, vous pouvez juger si, dans une entreprise pareille à la mienne, je puis être arrêté par des raisonnements qui tendent au moins à prouver que je n'ai point été compris. J'ai bon espoir en mes efforts : si c'est une illusion, elle est naturelle et permise à tout homme consciencieux. Depuis tout-à-l'heure un an qu'existe mon établissement, j'avais évité le bruit, je ne cherchais point la renommée; je suis attaqué, je dois me défendre. Personne n'estime M. Lemercier plus que moi; mais, puisqu'il m'en fournit l'occasion, je vais, monsieur le Président, vous montrer toutes les profondeurs de ma conviction. Je place mon établissement à côté de celui de l'abbé de l'Épée; je le présente avec confiance à mon pays, et je le mets dès aujourd'hui sous la protection de l'Institut.

Je demande qu'une commission soit nommée pour l'examiner dans tous ses détails; je demande aussi que l'honorable académicien me donne communication de son travail, j'en discuterai franchement avec lui les propositions fondamentales, et, tous les deux, dans nos bonnes intentions, nous aurons fait de notre mieux dans l'intérêt de l'homme et de la vérité.

Agréez, etc.

Février 1835.

ORGANISATION CÉRÉBRALE

défectueuse

DE LA PLUPART DES CRIMINELS. — DÉVELOPPEMENT INCOMPLET DES PARTIES ANTÉRIEURES ET SUPÉRIEURES DE L'ENCÉPHALE CHEZ UN TRÈS GRAND NOMBRE D'ENTRE EUX.

Observations communiquées à l'Académie royale de Médecine, dans sa séance du 3 juillet 1838.

> Non compatiuntur naturæ, nec æstimant possibilitatem.

MESSIEURS,

L'intérêt que vous portez à toutes les choses qui sont de science et d'humanité, m'enhardit à demander qu'une commission soit nommée pour constater l'exactitude des observations que je viens de faire sur les cinq cents enfants qui sont aujourd'hui renfermés dans la Maison dite des Jeunes Détenus.

Parmi les faits majeurs, positifs, qui m'ont frappé dans ce Pénitencier, il en est deux surtout que je veux signaler à votre attention.

La statistique des tribunaux et des cours criminelles a aujourd'hui incontestablement démontré que les infracteurs des lois, à quelque âge qu'on les surprît en flagrant délit, enfants, jeunes gens ou hommes faits, sortaient en masse des classes inférieures de la société. On sait *scientifiquement aujourd'hui* que l'homme, ainsi que le disaient les anciens, est le disciple de tout ce qui l'entoure, et on ne doute pas qu'il ne faille attribuer les désordres, les écarts et les crimes dont nous sommes journellement les témoins ou les victimes, à l'influence pernicieuse des mauvais exemples, ainsi qu'à la privation presque totale d'instruction et d'éducation : sous tous ces rapports, les convictions sont établies ; et il faut le dire à l'honneur des temps modernes, et surtout à l'honneur de la France, on s'efforce de tous les côtés d'aller à la racine du mal, et de créer des institutions qui puissent développer l'intelligence de l'homme et ennoblir ses sentiments.

Les deux faits sur lesquels j'appelle l'examen le plus sérieux, messieurs, sortent de ces sentiers battus de l'étude et de l'observation. Les cinq cents jeunes détenus ne font point, il est vrai, d'exception à la règle générale ; si j'en excepte quelques faits particuliers, tous aussi appartiennent aux dernières classes de la société, et tous ont apparu dans la vie au milieu des circonstances extérieures les plus défavorables à la culture de l'intelligence et à l'ennoblissement de l'âme ; mais indépendamment du malheur attaché à leur première condition sociale, deux tiers d'entre eux, par conséquent trois cents quinze sur cinq cents, ont encore à subir les fâcheuses conséquences d'une organisation incomplète ; les deux tiers d'entre eux, loin d'avoir été dotés libéralement par la nature, ont été au contraire plus ou moins disgraciés par elle ; les deux tiers, dans leur configuration cérébrale, ressemblent, trait pour trait, aux trois suppliciés que je place ici sous vos yeux, MARTIN, LÉGER et BOUTILLIER.

Les deux tiers sont mal nés. Sans être réduits à l'idiotisme intellectuel et moral proprement dit, ils sont incontestablement au-dessous de la moyenne de l'organisation, et comme vous le voyez, ils portent ostensiblement l'empreinte de leurs mutilations.

Le cerveau chez eux est au minimum de développement dans sa partie antérieure et dans sa partie supérieure, dans les deux parties qui nous font ce que nous sommes, qui nous placent au-dessus des animaux, qui nous constituent hommes.

Leur front est étroit, déprimé, fuyant en arrière, bas, noueux, irrégulier, et la partie supérieure de leur tête est évidée comme le toit d'un couvreur.

Que l'Académie compare ces têtes avec celles de Cuvier, de Mirabeau, du général Foy, de l'abbé Charpentier, de Napoléon, etc., et qu'on me dise de quel côté se révèlent à la première vue les grandeurs de l'humanité. Qu'on me dise de quel côté sont les vases d'argile, de quel côté sont les vases d'or.

Ces choses-là, je le conçois, ne se croient point sur parole; il faut les voir, et les revoir encore, et c'est ce motif qui m'a déterminé à demander qu'une commission soit nommée pour en constater la réalité.

Les deux seules inductions que je veuille aujourd'hui tirer de ces faits, et d'une foule d'autres du même ordre, que j'ai recueillis dans les bagnes et aux pieds des échafauds, c'est que les têtes criminelles forment, en général, comme les grandes têtes morales et intellectuelles, une exception dans leur genre; je veux dire qu'elles sont placées comme elles, par la nature, mais dans un sens tout-à-fait inverse, en dehors de l'espèce humaine entière.

La masse humaine flotte, marche, vit ou végète entre ces deux extrêmes, entre ces individus qui ont reçu des dons de Dieu, et ces autres que l'on pourrait dire en quelque sorte déshérités par lui. Cette masse humaine est moyenne dans sa forme, son développement et son activité; elle n'a point de vocation, elle obéit à l'impulsion qu'on lui donne, et devient aisément, comme l'histoire en fait foi, tout ce que la font être les géants de son espèce, ou les temps, les lieux, les lois, les mœurs et les institutions.

Il résulte encore de tous les faits, sur lesquels j'appelle le jugement de l'Académie, que ce n'est point *uniquement* dans l'influence du monde extérieur qu'il faut aller chercher la cause et la source d'un grand nombre d'infractions légales. Quand on veut convenablement apprécier des individus semblables, on est mieux dans le vrai en disant que chez eux tout conspire, du dehors comme du dedans, à en faire des hommes dangereux pour la société. En se posant devant ces demi-brutes, il faut, si on veut arriver à une estimation rigoureuse de la moralité ou de la criminalité de leurs actes, abandonner les termes ordinaires de comparaison, et si on a assez de bonté dans l'âme et de persévérance dans la tête pour vouloir en entreprendre l'éducation, il faut avant toutes choses, et par suite même de toutes ces considérations, laisser de côté les principes généraux et les enseignements de l'école et de l'université.

Si maintenant, messieurs, nous prenons en considération les faits nouvellement acquis à la science, savoir :

Que de toutes les facultés qui ont été données à l'homme, les facultés qu'il partage avec les animaux sont extraordinairement actives et vivaces par elles-mêmes, tandis que les facultés morales et intellectuelles ont besoin de l'animation des objets extérieurs, ont en quelque sorte besoin d'une seconde création, pour acquérir tout le développement dont elles sont susceptibles, et pour devenir principes déterminants d'action ;

Si l'on considère que dans l'idiotisme par point d'arrêt dans le développement cérébral, la mutilation organique porte particulièrement sur les parties antérieures et supérieures de l'encéphale, sur les facultés intellectuelles et morales proprement dites, et que cependant, au milieu des obstacles n'importe de quel ordre, qui s'opposent à la formation d'une tête humaine, la nature parvient presque toujours à former l'homme animal ;

Si l'on fait attention que les instincts, que les penchants de la brute sont les premiers à paraître dans la vie, et à nous donner une existence analogue et conforme à eux-mêmes, qu'ils sont presque toujours dominateurs dans l'adolescence et la jeunesse, et qu'il faut au contraire beaucoup de temps et de soins pour nous développer comme hommes, pour nous faire arriver à nous manifester comme êtres intellectuels et moraux, et encore, en vérité, on sait combien la chose est rare ;

Si l'on ne perd pas de vue, également, que les facultés morales et intellectuelles, qui sont les dernières à paraître, sont en même temps les premières à s'affaiblir par suite des progrès de l'âge, et que le vieillard en perdant ces nobles attributs de l'humanité, revient à l'égoïsme exclusif de sa première enfance ;

Si en outre on veut bien encore se rappeler que ces grandes facultés spéciales de notre être peuvent, sans compromettre la vie, ne jamais avoir de manifestation, ainsi qu'on le voit chez les idiots, ou peuvent momentanément et quelquefois même complétement disparaître, comme on peut en acquérir la preuve chez les aliénés et chez les hommes en démence;

Si, dis-je, on veut réfléchir sur cet ensemble d'observations irrécusables, on sera bientôt convaincu de la prédilection que la nature semble avoir pour les facultés dont elle a doté l'universalité des êtres, de la prédilection qu'elle semble avoir pour les facultés animales, pour les facultés qui assurent et conservent tout à la fois l'existence des espèces et des individus, et par cela même on sentira de plus en plus la nécessité de contre-balancer par de fortes et sages institutions des tendances aussi préjudiciables aux intérêts particuliers qu'aux intérêts généraux.

On ne saurait trop le répéter, l'homme comme homme, c'est-à-dire comme être intellectuel et moral, est tout entier dans la main de l'homme.

Comme animal, il est le produit de la nature.

Comme être intellectuel et moral, il est le produit de la culture!

Si la chose est vraie pour l'espèce humaine entière, *à fortiori* on ne peut en contester l'évidence pour les têtes dégradées que je place ici sous vos yeux. Plus que d'autres, elles ont besoin de trouver un appui dans le monde extérieur.

Je reviens toujours à mon adage favori : demandez à chacun, suivant ce qu'il a reçu et des hommes et de Dieu!.... *Cui multum datum est, multum quæretur ab eo.*

RAPPORT

De la Commission nommée par l'Académie royale de Médecine sur le Mémoire précédent, et sur une visite phrénologique faite par l'Auteur dans la maison des jeunes détenus;

M. le Professeur BOUILLAUD, Rapporteur.

Messieurs, dans la séance du 3 juillet 1838, M. le docteur Voisin lut à l'Académie un mémoire ayant pour titre : *Organisation cérébrale défectueuse de la plupart des criminels, développement incomplet des parties antérieures et supérieures de l'encéphale chez un très grand nombre d'entre eux.*

A cette occasion, il demandait qu'une commission fût nommée pour constater l'exactitude des observations qu'il venait de faire sur les cinq cents enfants qui étaient alors renfermés dans la maison des Jeunes détenus. L'Académie accueillit la demande de M. Voisin, et nomma une commission composée de MM. Marc, que nous avons eu la douleur de perdre depuis cette époque, Adelon, Ferrus, Breschet, Gerdy, Blandin, Moreau, Gérardin, Cornac et Bouillaud. Cette commission vient s'acquitter aujourd'hui par mon organe de la tâche que l'Académie lui avait confiée.

Avant d'aborder directement le sujet même de ce rapport, la compagnie voudra bien nous permettre quelques rapides réflexions préliminaires. Ces réflexions nous ont paru nécessaires pour ceux qui pourraient n'être pas suffisamment familiarisés avec l'étude de ce qu'on est convenu d'appeler aujourd'hui la *phrénologie*. Pris dans son acception littérale, ce mot ne signifierait aucune doctrine nouvelle, car ce n'est pas d'aujourd'hui qu'on s'occupe de la *science de l'esprit ou de l'entendement*; et l'on pourrait appeler *phrénologiste* l'auteur de l'inscription si célèbre du temple de Delphes : *Connais-toi toi-même*, c'est-à-dire *connais ton âme*, suivant le commentaire de Cicéron. Mais le mot *phrénologie* emporte avec lui l'idée d'une théorie nouvelle, qui a pour but spécial la connaissance des conditions matérielles ou organiques sans lesquelles la production et la manifestation des facultés morales et intellectuelles ne sauraient avoir lieu. La phrénologie enfin est la *physiologie du cerveau* étudiée d'après les principes de l'illustre docteur Gall.

La plupart des sciences dites d'observation ont, depuis un demi-siècle, subi de grandes réformes, éprouvé d'importantes révolutions. La physiologie en général, et en particulier la physiologie du cerveau, nous offre un des plus éclatants exemples de ces révolutions fondamentales dont le célèbre chancelier Bacon avait si hautement proclamé l'impérieuse nécessité : *instauratio facienda est ab imis fundamentis*. L'auteur de la nouvelle physiologie du cerveau, dont nous avons prononcé le nom tout-à-l'heure, le docteur Gall, ce profond observateur, trop oublié dans bien des occasions, a pour ainsi dire *incarné* ces admirables facultés morales et intellectuelles que les métaphysiciens avaient étudiées comme étant les produits de ce principe divin et immatériel que l'on appelle l'AME, et dont il n'a d'ailleurs nié l'existence dans aucun endroit de ses ouvrages. Il les a *incarnées* dans le cerveau, et il a été assez hardi, d'autres diront assez audacieux, pour assigner à un grand nombre d'instincts, d'aptitudes, de talents, de facultés, un siége précis dans telle ou telle partie du cerveau, qu'il considère ainsi comme un organe *multiple* ou composé. Cette *pluralité* des organes cérébraux est le dogme capital et comme la clef de voûte de tout l'édifice *phrénologique*. Quant à la détermination précise du nombre réel de ces organes et à leur localisation exacte et rigoureuse, on conçoit qu'elles constituent un problème des plus compliqués, dont la complète solution sera l'œuvre des siècles. Mais on conçoit en même temps qu'il n'est pas nécessaire de posséder cette pleine et entière solution pour admettre le principe de la pluralité des organes cérébraux, corollaire naturel et en quelque sorte obligé de la pluralité, de la diversité des aptitudes intellectuelles et morales, des caractères, des penchants, des instincts, des talents, etc. Au reste, Gall et ses disciples *professent* que la détermination du lieu qu'occupe un grand nombre d'organes distincts de certaines facultés intellectuelles et morales également distinctes, est assez avancée pour que l'on puisse, d'après une attentive exploration de la tête, reconnaître et, pour ainsi dire, *deviner* les dispositions intellectuelles et le caractère d'un individu donné. Or, c'est là, comme on le sent bien, le côté *pratique*, et partant le côté vraiment important de la doctrine dite *phrénologique*. Nous ajouterons que là est aussi le côté neuf et extrêmement curieux de la question. Toutefois, nous rappelant toujours le fameux adage *nihil sub sole novum* (adage trop souvent mal appliqué, nous l'avouons), nous n'oserions pas affirmer que, considérée même sous ce point de vue, la science de Gall soit entièrement nouvelle. Notre érudition est trop bornée pour que nous puissions avoir la prétention de connaître toutes les recherches qui auraient été tentées sur ce sujet. Mais sans parler de Lavater, qui, sous plusieurs rapports, peut être regardé comme le précurseur de Gall, on est autorisé à soutenir que la Grèce philosophique elle-même avait du moins entrevu la doctrine *physiognomonique* et *crânioscopique* des modernes. Essayons, autant que nous le permettent nos faibles lumières en matière d'érudition, essayons de prouver cette assertion, qui a pu paraître assez singulière, du moins au premier abord. Appuyons-nous pour commencer sur l'autorité de Cicéron, qui fut à la fois le prince des orateurs et des philosophes romains. Or, nous lisons dans les *Tusculanes* et dans le *Traité du Destin* (DE FATO), quelques passages qui ne laissent réellement aucun doute sur la vérité de notre assertion. Après avoir dit expressément que les hommes enclins par nature à la colère, à l'envie, etc., devaient être considérés comme affectés d'une maladie originelle et constitutionnelle de l'âme, mais néanmoins *curable*, Cicéron rapporte à l'appui de cette curabilité l'exemple de Socrate, ce demi-dieu de la philosophie antique, et il ajoute, à ce propos, que le philosophe Zopyre, lequel prétendait reconnaître d'après l'*extérieur* le caractère de chacun, ayant, dans une assemblée publique, signalé plusieurs vices chez Socrate, fut l'objet des plaisanteries des autres assistants qui ne connaissaient pas ces *défauts* à Socrate, mais que Socrate lui-même vint en aide à Zopyre en disant qu'il avait effectivement une disposition naturelle aux vices que Zopyre lui avait reconnus, mais qu'il s'en était *guéri* ou *débarrassé* par la raison. Laissons parler Cicéron lui-même : « *Qui autem naturâ dicuntur iracundi, aut misericordes, aut invidi, aut tale quid, ii sunt constituti, quasi malâ valetudine animi : sanabiles tamen ut Socrates dicitur, cùm multa in conventu vitia collegisset in eum Zopyrus, qui se naturam cujusque ex formâ perspicere profitebatur, derisus est à cæteris, qui illa in Socrate vitia non agnoscerent ; ab ipso autem Socrate sublevatus est, cùm illa sibi insita, sed ratione à se dejecta, diceret.* » Quelques uns se récrieront, sans doute, contre l'interprétation phrénologique donnée par moi à ce passage, et ne voudront pas admettre que le mot *formâ* se rapporte le moins du monde à la tête ou mieux au *crâne*. Mais le passage du *Traité du Destin* est plus explicite, puisqu'on y lit le mot *front*, qui, j'en appelle aux phrénologistes les plus puritains, constitue bien une région, et une région des plus importantes du crâne. Au reste, il s'agit dans ce passage, comme dans le précédent, de Socrate et de Zopyre, que Cicéron décore du nom de *physiognomonistes,* et qui, je ne veux point le contester, appartenaient peut-être plus, en effet, à l'école des Lavater qu'à celle des Gall. Au reste, voici le nouveau passage : « Ne savons-nous pas, dit Cicéron, comment Socrate fut qualifié par Zopyre le physiognomoniste qui se piquait de reconnaître les mœurs et les caractères des hommes d'après l'inspection du corps, des yeux, du visage et du *front ?* »

Sénèque le philosophe, dans certains endroits de ses œuvres, nous parle aussi des prétentions de quelques philosophes grecs à juger des dispositions morales et intellectuelles d'après diverses conditions extérieures, et renvoie aux passages cités de Cicéron. Au reste, il paraît attacher une grande importance à la mesure, et si l'on ose le dire, à la *géométrie* de l'esprit humain; en effet, après s'être occupé de la géométrie proprement dite, notre philosophe stoïcien s'écrie, non sans quelque malice épigrammatique : *O egregiam artem! Scis rotunda metiri; in quadratum redigis quamcumque acceperis formam; intervella siderum dicis, nihil est quod in mensuram tuam non cadat.* SI ARTIFEX ES, METIRE HOMINIS ANIMUM! DIC QUAM MAGNUS SIT, DIC QUAM PUSILLUS SIT!

Cette apostrophe du philosophe romain, qui, en sa qualité de précepteur de Néron, aurait bien pu nous apprendre quelque chose des rapports qui existent entre l'organisation cérébrale ou du moins les formes de la tête et l'instinct de la férocité dont on trouvait chez son impérial élève un des types les plus accomplis; cette apostrophe, dis-je, nous ramène assez naturellement à notre sujet. En effet, le moraliste Sénèque, s'inquiétant assez peu de la mesure des choses physiques, veut que le vrai philosophe se consacre à la mesure des choses morales. Si vous êtes vraiment si habile, dit-il, apprenez-moi la géométrie du monde intellectuel! Mesurez l'esprit de l'homme, dites-moi combien il est grand, dites-moi combien il est petit! eh bien! tel est précisément un des problèmes dont se sont occupés Gall et ses disciples. Pour parvenir à mesurer ainsi l'esprit humain, ils l'ont représenté par un organe, ou mieux par un ensemble d'organes, c'est-à-dire le cerveau tel qu'ils le comprennent; et donnant ainsi un corps à la pensée elle-même, à l'esprit, à l'âme, ils ont essayé de les mesurer sous ce rapport, de dire combien ils sont grands et combien ils sont petits. Nous n'avons pas, au reste, messieurs, à examiner ici toutes les questions que soulève la doctrine de Gall; et sans prétendre, pour le moment, nous prononcer ni pour ni contre cette doctrine telle qu'elle est actuellement constituée, nous allons nous borner à vous exposer les résultats de l'expérience phrénologique faite en notre présence par M. le docteur Voisin dans l'établissement des Jeunes détenus. Toutefois, nous devons d'abord rappeler à votre mémoire les propositions fondamentales contenues dans le travail que notre honorable confrère a lu à l'Académie dans la séance du 3 juillet 1838.

Le premier fait énoncé par M. Voisin, c'est que la statistique des tribunaux et des cours d'assises a, de nos jours, incontestablement démontré que les infracteurs des lois, à quelque âge qu'on les surprît en flagrant délit, sortaient en masse des classes inférieures de la société. On sait *scientifiquement* aujourd'hui, dit-il, que l'homme, ainsi que l'enseignaient les anciens, est le disciple de tout ce qui l'entoure, et on ne doute pas qu'il ne faille attribuer les désordres, les écarts et les crimes dont nous sommes journellement les témoins ou les victimes, à l'influence pernicieuse des mauvais exemples, ainsi qu'à la privation presque totale d'instruction et d'éducation. Mais les deux faits sur lesquels M. Voisin appelle l'examen le plus sérieux de l'Académie, sortent, ainsi qu'il l'annonce, des sentiers battus de l'étude et de l'observation. Après avoir déclaré que, à part quelques exceptions, les cinq cents jeunes détenus examinés par lui appartenaient aux dernières classes de la société, il ajoute qu'indépendamment du malheur attaché à leur première condition sociale, deux tiers d'entre eux, c'est-à-dire 315 sur 500, ont encore à subir les fâcheuses conséquences d'une organisation incomplète, sont *mal nés*, en un mot, et, dans leur configuration cérébrale, ressemblent trait pour trait aux trois suppliciés Martin, Léger et Boutillier (M. Voisin plaça sous les yeux de l'Académie les têtes moulées de ces trois individus). Le cerveau chez eux est au minimum de développement dans sa partie antérieure et dans sa partie supérieure, dans les deux parties qui nous font ce que nous sommes, qui nous placent au-dessus des animaux, *qui nous constituent hommes.*

« Le front est étroit, déprimé, fuyant en arrière, bas, noueux, irrégulier, et la partie supérieure de la tête est évidée comme le toit d'un couvreur.

» Que l'Académie compare ces têtes avec celles de Cuvier, de Mirabeau, du général Foy, de Napoléon, et qu'on me dise (c'est toujours M. Voisin que je laisse parler) de quel côté se révèlent, à la première vue, les grandeurs de l'humanité, *de quel côté sont les vases d'argile, de quel côté sont les vases d'or.* »

Les deux seules inductions que M. Voisin veuille tirer pour le moment de tous les faits qu'il a observés, c'est que les têtes criminelles forment, en général, comme les grandes têtes morales et intellectuelles, une exception dans leur genre; il veut dire qu'elles sont placées comme elles, par la nature, mais dans un sens tout-à-fait inverse, en dehors de l'espèce humaine entière. « La masse humaine flotte, marche, vit ou végète entre ces deux extrêmes, entre ces individus qui ont reçu des dons de Dieu, et ces autres que l'on pourrait dire en quelque sorte déshérités par lui. Cette masse humaine est moyenne dans sa forme, son développement et son activité; elle n'a point de vocation, elle obéit à l'impulsion qu'on lui donne, et devient aisément, comme l'histoire en fait foi, tout ce que la font être les *géants* de son espèce, ou les temps, les lieux, les lois, les mœurs et les institutions. »

Les deux grandes inductions que nous venons d'exposer sont bien propres à fixer l'attention des philosophes et des législateurs eux-mêmes : elles sont réellement l'exacte et rigoureuse représentation de ce qu'on observe dans la société en général et dans chacune des nombreuses classes dont elle se compose. Partout les médiocrités abondent, et partout, au contraire, les véritables supériorités se comptent : *Apparent rari nantes in gurgite vasto*. Ainsi, sous ce point de vue, la nature est en quelque sorte *juste-milieu*. Mais parce que les médiocrités constituent dans le monde une immense majorité, est-ce à dire qu'elles sont appelées à la direction souveraine des affaires humaines et destinées aux rangs suprêmes? La réponse à cette question se trouve précisément dans le passage que nous avons extrait tout-à-l'heure du travail de M. Voisin. La raison nous dit à *priori*, et l'histoire nous apprend expérimentalement, que c'est à la *minorité* formée par les grandes intelligences et les volontés fortes, qu'appartient le dangereux privilége de diriger, de gouverner, d'éclairer, de représenter en toutes *choses* la majorité, la masse, j'ai presque dit le *peuple* des médiocrités. Telle est la loi suprême de ce bas monde, et telle est aussi, on le sait, celle qui régit le monde divin lui-même. En effet, dans les temps mythologiques, ce n'était pas à des divinités secondaires, à des dieux de moyen ordre ou de *juste-milieu*, mais à ce grand Jupiter, qui remuait tout d'un seul mouvement de son sourcil, au dieu tonnant, qu'était confié l'empire absolu de la terre et des cieux ; et aujourd'hui même, selon nous autres chrétiens, les rênes de cet empire souverain ne sont-elles pas entre les mains du *Dieu très grand*, du *Dieu tout-puissant?* Ce n'est donc point aux plus nombreux, mais aux plus dignes, que doivent être décernés les premiers rangs dans les diverses carrières ouvertes au génie de l'humanité. Le principe est trop évident pour être contesté ; mais son application est plus difficile que ne le pensent bien des personnes.

Au reste ceci ne nous regarde pas, et nous ne pousserons pas plus loin ce chapitre, qui, à la fin, pourrait passer pour une digression *un peu trop prolongée*.

Hâtons-nous donc de revenir à notre objet principal, et nous allons parler maintenant de la visite faite à la maison des Jeunes détenus par M. Voisin, en présence de la commission nommée par l'Académie. On va donc voir les principes ou la théorie de cet observateur soumis au creuset de l'application pratique et en quelque sorte aux prises avec l'expérience.

La visite eut lieu le 17 du mois de février 1839. Avec nous y assistaient MM. Boullon et Poutignac de Villars, le premier directeur, le second greffier de l'établissement. On conçoit que la présence et le concours de ces deux chefs de l'établissement était indispensable, puisqu'eux seuls connaissaient les moyens intellectuels et les qualités morales des individus sur lesquels M. Voisin allait exercer ses connaissances et ses opérations phrénologiques. Eux seuls pouvaient par conséquent nous apprendre si les jugements portés par M. Voisin étaient ou n'étaient pas conformes à la vérité. Nous ferons connaître plus loin leur témoignage, tel qu'il est constaté dans les deux lettres ci-jointes, adressées au président de la commission. Nous remercions publiquement ces messieurs de l'empressement dont ils ont fait preuve.

400 jeunes détenus comparurent au tribunal phrénologique de M. Voisin. Ils défilèrent un à un devant la commission, réunie dans une grande salle de l'établissement. Après avoir rapidement exploré de l'œil et de la main la tête de chacun d'eux, M. Voisin en fit deux grandes parts, selon qu'il les trouva plus ou moins propres à la démonstration de sa thèse. Parmi ceux dont il fit choix, il établit deux nouvelles divisions, et anticipant en quelque sorte sur les temps où ils auront à subir leur dernier jugement, suivant qu'il les trouvait *bons* ou *mauvais*, je veux dire *bien ou mal doués* par la nature, M. Voisin leur disait : *Passez à droite* ou *Passez à gauche*. C'était pour la première fois, si je ne me trompe, qu'une commission de société savante assistait à une expérience aussi grave, aussi délicate, j'ai presque dit aussi solennelle. Toutefois, le jugement de M. Voisin n'était pas sans appel, et il pouvait être cassé à la fin même de la séance. Mais poursuivons.

Lorsque les *bons* et les *mauvais* eurent été ainsi phrénologiquement séparés en deux grandes divisions, et placés dans une vaste cour, M. Voisin les passa de nouveau en revue, et il les subdivisa en quatre catégories, dont les deux extrêmes contenaient les meilleurs et les plus mauvais, tandis que les deux séries intermédiaires se composaient de ceux qui tenaient une sorte de *juste-milieu* entre les autres.

La quatrième ou dernière série, consacrée aux meilleurs, et, s'il est permis de le dire, aux *élus*, ne comptait que 25 individus, c'est-à-dire un peu moins d'un dixième. Là aussi, il y avait donc beaucoup d'appelés, mais peu d'élus : *Multi advocati, sed pauci electi.* La première catégorie, affectée aux *plus mauvais*, était formée de 61 sujets, et partant plus que double de la première. Les deux catégories intermédiaires comprenaient 168 sujets, par conséquent un peu plus que le double des deux catégories extrêmes réunies. La moins mauvaise de ces deux catégories se composait de 77 individus, tandis que l'opposée en offrait 91, en sorte que le génie du mal l'emportait encore ici un peu sur celui du bien.

Quoi qu'il en soit, en admettant dès à présent, et nous verrons, après plus ample informé, que cette hypothèse est justifiée par les faits; en admettant, dis-je, que la catégorisation de M. Voisin ne se trouve pas en défaut, nous constatons que dans l'établissement des Jeunes détenus la loi *naturelle* en vertu de laquelle les individus médiocres ont pour eux la faveur du nombre, trouve son application pleine et entière. En ne considérant cette petite société que sous le rapport intellectuel, elle ne nous montre que trop clairement une vérité un peu sévèrement exprimée dans ce vers si connu, de l'un de nos poëtes les plus spirituels :

> Les sots, depuis Adam, sont en majorité.

lequel vers je me garderais bien de rappeler, si je ne parlais devant un auditoire qui ne se compose que d'hommes d'esprit. Ainsi, Andrieux, sans être phrénologiste, ou l'étant du moins sans le savoir, pensait absolument comme M. Voisin sur la rareté des *géants* d'esprit, et même des simples *gens* d'esprit.

Après que les 254 jeunes détenus choisis eurent été définitivement classés comme nous venons de le dire, il s'agissait de savoir si cette répartition était bien en rapport avec la vérité, et si les jugements de notre Minos phrénologique ne seraient pas en opposition avec les déclarations de MM. Boullon et Poutignac de Villars, l'un directeur, l'autre greffier de l'établissement, lesquels connaissaient par une longue expérience le caractère intellectuel et moral, *l'esprit et le cœur* des sujets soumis à l'examen de M. Voisin. La commission se rendit avec ces messieurs dans le salon de l'établissement, et là, priés par le président de la commission de vouloir bien s'expliquer franchement sur le résultat de l'expérience faite par M. Voisin, MM. Boullon et Poutignac de Villars déclarèrent que ce résultat était, à très peu de chose près, l'expression de ce qu'ils savaient eux-mêmes sur les dispositions intellectuelles et morales des individus examinés. Alors M. Voisin, dont vous connaissez, messieurs, la vive et brillante imagination, M. Voisin, qui réunit dans sa personne les talents du philosophe observateur et la verve du poëte, se lève, comme saisi d'un transport d'enthousiasme, et avec cet accent qu'inspire la foi la plus fervente, il s'écrie : Messieurs, d'après la déclaration que vous venez d'entendre, *ou je suis un devin ou je possède une science!* Après diverses observations présentées à M. Voisin par quelques uns des commissaires, M. le président de la commission engagea MM. Boullon et Poutignac de Villars à lui adresser une lettre dans laquelle ils confirmeraient par écrit ce qu'ils venaient de déclarer verbalement. Ces messieurs promirent, et la commission se retira.

MM. Boullon et Poutignac de Villars furent fidèles à leur promesse, et j'ai l'honneur de mettre sous les yeux de l'Académie les lettres qu'ils ont adressées au président de la commission, lesquelles lettres resteront annexées à ce rapport comme pièces justificatives.

Permettez-nous, messieurs, de vous lire le texte même de la déclaration de ces deux messieurs relativement aux jeunes détenus classés par M. Voisin de la manière indiquée plus haut. Nous commençons par celle de M. Boullon, directeur de l'établissement : « Dans la première division (c'est celle où M. Voisin avait placé les *plus mal dotés* ou *mal nés*), dit M. Boullon, se trouvaient dans une *très grande proportion* les mauvais sujets de la maison. Par cette dénomination, il faut entendre non seulement ceux qui se font remarquer par leur insubordination ou leurs penchants vicieux, mais encore ceux dont les facultés intellectuelles paraissent les plus bornées, et desquels on obtient le moins de succès, soit pour l'éducation industrielle, soit pour l'instruction élémentaire.

» La deuxième et la troisième division (celles que M. Voisin avait affectées aux têtes médiocres de l'établissement) m'ont paru ne pas offrir entre elles de différences bien tranchées. Elles se composaient en général de sujets fort médiocres.

» Enfin, la quatrième division (celle où M. Voisin

avait rangé les meilleurs sujets de l'établissement, les *mieux dotés* ou *les mieux nés*), se composait *presque exclusivement* des enfants qui se sont signalés comme les plus dociles, les plus laborieux et les plus intelligents. Dans cette division figuraient la plupart de ceux qui sont employés comme moniteurs à l'école, ou comme contre-maîtres dans les ateliers. »

Passons maintenant à la déclaration ou au témoignage de M. Poutignac de Villars : « Dans la première classe se trouvaient *réellement*, dit-il, tous ceux qui sont le moins favorisés sous le rapport intellectuel et moral.

» Les différences entre la deuxième et la troisième classe sont peu tranchées; mais elles le seront si nous les rapprochons de la quatrième, qui se composait de ce qu'il y a de mieux dans la maison *sous tous les rapports*.

» Quelques uns de la deuxième pouvaient descendre dans la première. Pas un des autres classes ne pouvait monter jusqu'à la quatrième; j'en excepte un seul qui, sous le rapport intellectuel, devrait y être placé, mais qui, sous tout autre, doit descendre dans la première, et encore être mis au nombre des plus malheureusement nés. »

Voilà, messieurs, le fidèle procès-verbal de la visite phrénologique à laquelle nous avons assisté. Le résultat de cette visite a dû produire sur l'esprit de la commission une impression favorable à M. Voisin et à la doctrine qui a présidé à ses jugements. L'Académie elle-même, si, comme nous aimons à le croire, elle a pleine confiance en sa commission, sera vivement frappée du résultat que nous venons de lui faire connaître. Elle aura senti toute la force de ce dilemme de M. le docteur Voisin : *Ou je suis un devin ou je possède une science*. D'un autre côté, comme il n'est pas de la nature des sociétés savantes de pécher par défaut de prudence et de circonspection, quand il s'agit de doctrines nouvelles, et qu'elles n'accordent pas légèrement à celles-ci des lettres de naturalisation ou le droit de cité, l'Académie hésitera peut-être à *reconnaître* comme vraiment digne du nom de *science*, la nouvelle doctrine qui a fourni les éléments des jugements prononcés avec tant de bonheur et de vérité par M. Voisin. Que fera donc l'Académie, si étroitement pressée en quelque sorte par les cornes aiguës de l'argument dont s'est armé le phrénologiste que nous venons de nommer? Elle pourra prendre un moyen terme, et se servant d'une formule fort à la mode aujourd'hui, formule aussi commode que peu compromettante, se contenter de dire : *Il y a là quelque chose*. Il est probable que M. Voisin se trouvera pour le moment satisfait de l'assentiment de l'Académie aussi modestement formulé. En effet, dans le travail qu'il a communiqué à l'Académie, voici comment il s'est expliqué sur les choses qu'il annonçait : « Ces choses-là, je le conçois, » ne se croient point sur parole; il faut les voir et les » revoir encore, et c'est ce motif qui m'a déterminé à » demander qu'une commission soit nommée pour en » constater la réalité. »

L'Académie tout entière, *qui n'a point vu et revu encore* les choses dont il s'agit, et qui, d'après la sage philosophie de M. Voisin, ne saurait les croire sur parole; l'Académie, disons-nous, ajournera donc son jugement définitif sur cette grave matière. Quant à la commission qui a été témoin de la grande expérience si habilement à la fois et si heureusement exécutée par M. Voisin, comme le public lui-même, elle se compose de membres qui, avant cette expérience, ne professaient pas tous les mêmes opinions, et, si j'ose le dire, ne suivaient pas le même culte en matière de phrénologie. Dans l'état actuel des choses, les uns, ce sont les esprits forts, se font honneur de leur incrédulité; d'autres sont fiers de leur indifférence ou de leur neutralité ; d'autres, enfin, se glorifient, au contraire, de leur acquiescement aux principes fondamentaux de la phrénologie. Mais tous ces derniers n'adoptent pas unanimement les divers dogmes particuliers de cette doctrine, en sorte que, si les choses profanes pouvaient être désignées par les mêmes termes que les choses saintes, eux aussi auraient pu être distingués en *catholiques* et en *protestants*. Or, ce serait trop espérer d'une seule expérience, quelque importante qu'elle ait été, que de penser qu'elle ait suffi pour réunir complétement et faire coïncider, en quelque sorte, par tous les points des esprits jusque-là si divers, pour ne pas dire plus : aussi la commission a-t-elle cru devoir se renfermer dans les limites les plus étroites et dans la lettre même de son mandat, bien convaincue que *la lettre ne tue pas* toujours, même en admettant, ce qui pourrait être contesté, que *l'esprit vivifie toujours*. Comme Montaigne, elle dira donc : Je n'enseigne point, je raconte.

Mais un article sur lequel la commission a été unanime, c'est de déclarer qu'elle avait suivi avec un vif intérêt l'expérience de M. Voisin, et qu'elle applaudissait au zèle avec lequel il se livre à des études dont le but est si noble et si digne d'exercer les esprits les plus élevés.

La commission serait heureuse de voir l'Académie partager ses sentiments à cet égard. S'il en est ainsi, elle adoptera avec empressement les conclusions suivantes, que nous avons l'honneur de lui proposer :

1° Remercier M. Voisin de sa communication;

2° L'engager à multiplier autant que possible les expériences qui, comme celle dont la commission a été témoin, sont bien plus propres que les discussions purement théoriques, à dissiper les doutes qui règnent encore dans les esprits concernant les doctrines dites phrénologiques; doctrines qui, à l'instar de toutes celles qui relèvent du tribunal de l'observation, ne sauraient en effet être définitivement admises et avoir force de loi, qu'autant qu'elles auront été démontrées pratiquement un aussi grand nombre de fois que le réclame l'importance même du sujet;

3° Inscrire le nom de M. Voisin parmi ceux des candidats pour les places vacantes à l'Académie, si toutefois les communications et les travaux antérieurs de M. Voisin ne lui ont pas déjà fait obtenir l'honneur de cette inscription.

La rapidité de l'impression de mon Mémoire sur l'IDIOTIE m'ayant empêché de citer avec la distinction qui leur est due les noms de mes savants confrères Parchappe, Foville, Pinel-Granchamp, Delaye et Belhomme, je me fais un devoir de réparer ici un tort bien involontaire. On ne saurait trop consulter les travaux qu'ils ont publiés sur le même objet, et particulièrement sur les déformations du crâne et les altérations de la masse encéphalique chez les idiots.

—

TABLE DES MATIÈRES.

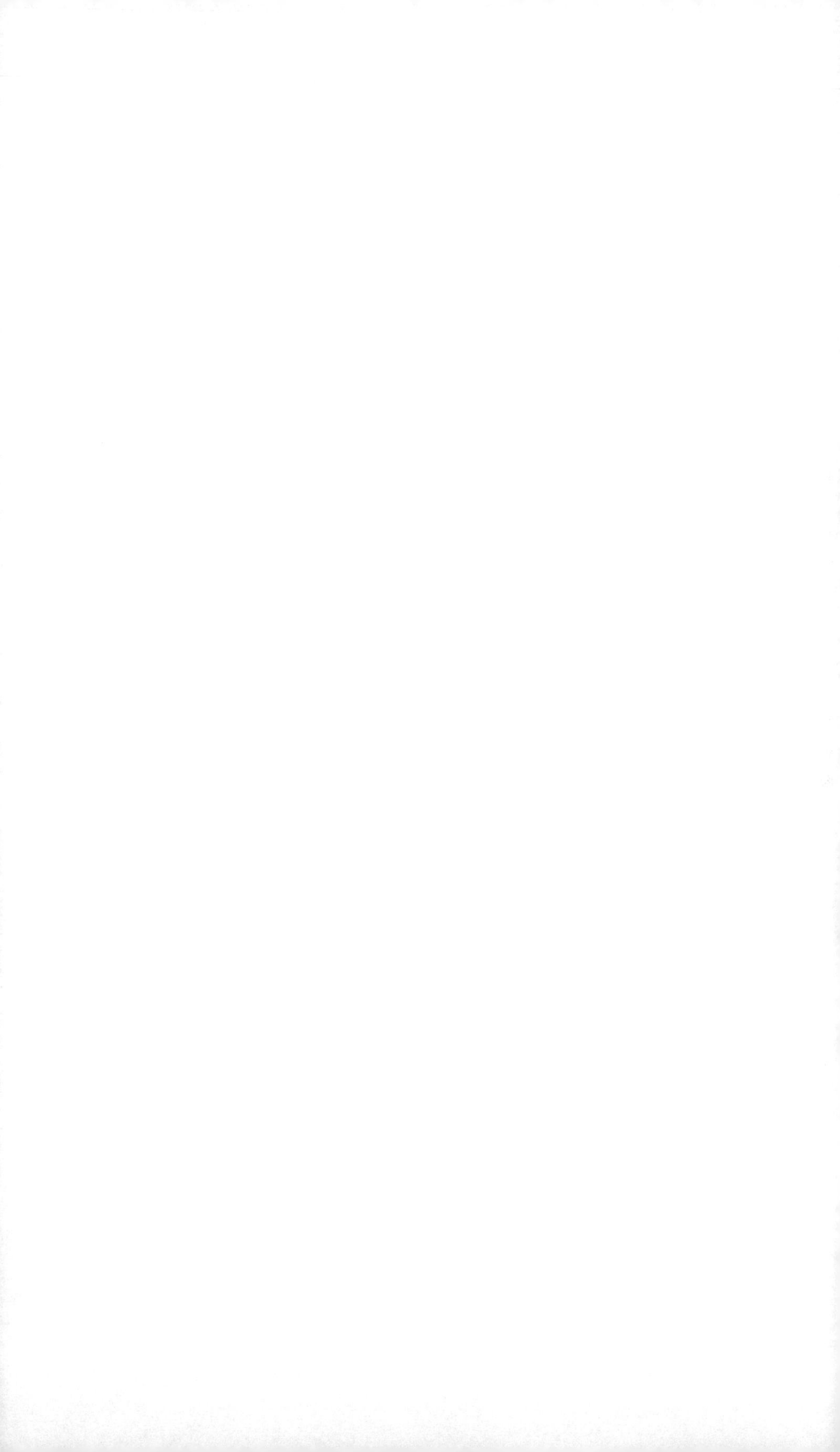

www.ingramcontent.com/pod-product-compliance
Ingram Content Group UK Ltd.
Pitfield, Milton Keynes, MK11 3LW, UK
UKHW020345230726
13925UKWH00003B/977